实用临床综合护理

周红梅◎编著

汕头大学出版社

图书在版编目（CIP）数据

实用临床综合护理 / 周红梅编著. -- 汕头 ：汕头
大学出版社，2021.8
ISBN 978-7-5658-4384-6

Ⅰ．①实… Ⅱ．①周… Ⅲ．①护理学 Ⅳ．①R47

中国版本图书馆CIP数据核字(2021)第150939号

实用临床综合护理

SHIYONG LINCHUANG ZONGHE HULI

编　　著：	周红梅
责任编辑：	李金龙
责任技编：	黄东生
封面设计：	孙瑶都
出版发行：	汕头大学出版社
	广东省汕头市大学路 243 号汕头大学校园内　　邮政编码：515063
电　　话：	0754-82904613
印　　刷：	三河市嵩川印刷有限公司
开　　本：	710mm×1000mm　1/16
印　　张：	8.75
字　　数：	217 千字
版　　次：	2021 年 8 月第 1 版
印　　次：	2022 年 1 月第 1 次印刷
定　　价：	128.00 元

ISBN 978-7-5658-4384-6

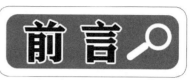

前言

　　随着现代医学科学技术的发展与社会经济文化的进步，护理学领域的研究也在不断创新和发展，新技术、新方法、新成就不断涌现。人们对自身健康的重视也要求护理人员需要不断吸收新知识并提升自身的护理技术，才能更好地服务于临床。为此，我们特组织编写了本书。

　　本书属于护理学方面的著作，由护理学基础理论与程序、呼吸内科疾病护理、循环系统疾病护理、内分泌代谢性疾病护理、神经外科疾病护理、胸心外科疾病护理、儿科疾病护理、急危重症护理等部分构成，在编写的过程中，以技能培养为核心，坚持尊重认知特点、理论知识适度、技术应用能力强、知识面宽、综合素质较高的编写特点，知识系统全面，科学实用，详略得当，重点突出，全书既有理论思考，又能指导实践，内容丰富，资料新颖，对从事护理学研究的学者与护理工作者有较高的学习和参考价值。

　　鉴于本书编者时间精力及文章篇幅有限，书中可能存在疏漏及不足之处，敬请广大读者批评指正，谢谢。

编委会

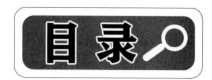

前言

第一章　护理学基础理论与程序

第一节　护理理论

一、系统化整体理论

（一）系统的基本概念

1. 系统的概念

系统是由相互联系、相互依赖、相互制约、相互作用的事物和过程组成的,具有整体功能和综合行为的统一体。各种系统,尽管它的要素有多有少,具体构成千差万别,但总有以下两部分组成。

（1）要素的集合。

（2）各要素间相互关系的集合。

2. 系统的基本属性

系统是多种多样的,但都具有共同的属性。

（1）整体性:组成系统的每个部分都具有各自独特的功能,但这些组成部分不具有或不能代表系统总体的特性。系统整体并不是由各组成部分简单罗列和相加构成的,各部分必须相互作用、相互融合才能构成系统整体。因此,系统整体的功能大于并且不同于各组成部分的总和。

（2）相关性:系统的各个要素之间都是相互联系、相互制约,若任何要素的性质或行为发生变化,都会影响其他要素,甚至系统整体的性质或行为。例如,人是一个系统,作为一个有机体,由生理、心理、社会文化等各部分组成,其整体生理功能又由血液循环、呼吸、消化、泌尿、神经肌肉和内分泌等不同系统和组织器官组成。当一个人神经系统受到干扰,就会影响他的消化系统、心血管系统的功能。

（3）层次性:对于一个系统来说,它既是由某些要素组成,同时,它自身又是组成更大系统的一个要素。系统的层次间存在着支配与服从的关系。高层次支配低层次,决定系统的性质,低层次往往是基础结构。

（4）动态性:系统是随时间的变化而变化。系统进行活动,必须通过内部各要素的相互作用,能量、信息、物质的转换,内部结构的不断调整,以达到最佳功能状态。此外,系统为适应环境,维持自身的生存与发展,需要与环境进行物质、能量、信息的交流。

（5）预决性：系统具有自组织、自调节能力，可通过反馈适应环境，保持系统稳态，这样就呈现某种预决性。预决性程度标志着系统组织水平高低。

（二）系统的分类

自然界或人类社会可存在千差万别的各种系统，可从不同角度对它们进行分类。分类方法如下。

1.按组成系统的要素性质分类

系统可分成自然系统与人造系统。自然系统如生态系统、人体系统等；人造系统如机械系统、计算机软件系统等。自然系统与人造系统的结合，称为复合系统，如医疗系统、教育系统。

2.按组成系统的内容分类

系统可分为物质系统与概念系统。物质系统如动物、仪器等；概念系统如科学理论系统、计算机程序软件等。多数情况下，实物系统与概念系统是相互结合、密不可分的。

3.按系统与环境的关系分类

系统可分为开放系统与封闭系统。封闭系统是指与环境间不发生相互作用的系统，即与环境没有物质、信息或能量的交换，事实上绝对的封闭系统是不存在的。与封闭系统相反，开放系统是指通过与环境间的持续相互作用，不断进行物质、能量和信息交流的系统，如生命系统、医院系统等。在开放系统中，按系统有无反馈可分为开环系统与闭环系统。没有反馈的系统称开环系统，有反馈的系统称闭环系统。

4.按系统运动的属性分类

系统可分为动态系统与静态系统。动态系统如生物系统、生态系统；静态系统如一个建筑群、基因分析图谱等。

（三）系统理论的基本原则及在护理实践中的应用

1.整体性原则

是系统理论最基本的原则，也是系统理论的核心。

（1）从整体出发，认识、研究和处理问题：护理人员在处理患者健康问题时，要以整体为基本出发点，深入了解、把握整体，找出解决问题的有效方法。

（2）注重整体与部分、部分与部分之间的相互关系：从整体着眼，从部分入手，把护理工作的重点放在系统要素的各种联系关系上。例如，医院的护理系统从护理部到病区助理护士，任何一个要素薄弱，都会影响医院护理的整体效应。

（3）注重整体与环境的关系：整体性原则要求护理人员在护理患者时，要考虑系统对环境的适应性，通过调整人体系统内部结构，使其适应周围环境，或是改变周围环境，使其适应系统发展的需要。

2.优化原则

系统的优化原则是通过系统的组织和调节活动,达到系统在一定环境下的最佳状态,发挥最好功能。

(1)局部效应应服从整体效应:系统的优化是与系统整体性紧密联系的,当系统的整体效应与局部效应不一致时,局部效应须服从整体效应。护理人员在实施计划护理中,要善于抓主要矛盾,追求整体效应,实现护理质量、效率的最优化。

(2)坚持多极优化:优化应贯穿系统运动全过程。护理人员在护理患者时,为追求最佳护理活动效果,从确定患者健康问题、确定护理目标、制订护理措施、实施护理计划、建立评价标准等都要进行优化抉择。

(3)优化的绝对性与相对性相结合:优化本身的"优"是绝对的,但优化的程度是相对的。护理人员在工作中选择优化方案时,应从实际出发、科学分析、择优而从,如工作中常会遇到一些牵涉多方面的复杂病情的患者或复杂研究问题,往往会出现这方面问题解决较好,而那方面问题却未能很好解决,且难找到完善的方案。这就要在相互矛盾的需求之中,选择一个各方面都较满意的相对优化方案。

3.模型化原则

预先设计一个与真实系统相似的模型,通过对模型的研究来描述和掌握真实系统的特征和规律的方法称模型化。在模型化过程中须遵循的原则称模型化原则。在护理研究领域中应用的模型有多种,如从形态上可分为具体模型与抽象模型,从性质上可分为结构模型与功能模型。在设计模型进行护理研究时,必须遵循模型化原则。模型化原则有以下3个方面。

(1)相似性原则:模型必须与原型相似,这样建立的模型才能真正反映原型的某些属性、特征和运动规律。

(2)简化原则:模型既应真实,又应是原型的简化,如无简化性,模型就失去它存在的意义。

(3)客观性原则:任何模型总是真实系统某一方面的属性、特征、规律性的模仿,因此建模时,要以原型作为检验模型的真实性客观依据。

二、人类基本需要层次论

(一)需要概述

每个人都有一些基本的需要,包括生理的、心理的和社会的。这些需要的满足使人类得以生存和繁衍发展。

1.需要的概念

需要是人脑对生理与社会要求的反应。人类的基本需要具有共性,在不同年代、不同地区或不同人群,为了自身与社会的生存与发展,必须对一定的事物产生需求,如食物、睡眠、情爱、交往等,这些需求反映在个体的头脑中,就形成了他的需要。当个体的需要得到满足时,就处于一种平衡状态,这种平衡状态有助于个体保持健康。反之,当个体的需要得不到满足时,个体则可能陷入紧张、焦虑、愤怒等负性情绪中,严重者可导致疾病的发生。

2. 需要的特征

(1)需要的对象性:人的任何需要都是指向一定对象的。这种对象既可以是物质性的,也可以是精神性的。无论是物质性的还是精神性的需要,都须有一定的外部物质条件才可获得满足。

(2)需要的发展性:需要是个体生存发展的必要条件,如婴儿期的主要需要是生理需要,少年期则产生了尊重的需要。

(3)需要的无限性:需要不会因暂时满足而终止,当某些需要满足后,还可产生新的需要,新的需要就会促使人们去从事新的满足需要的活动。

(4)需要的社会历史制约性:人的各种需要的产生及满足均可受到所处环境条件与社会发展水平的制约。

(5)需要的独特性:人与人之间的需要既有相同,也有不同,其需要的独特性是个体的遗传因素、环境因素所决定。在临床工作中,护理人员应细心观察患者需要的独特性,及时给予合理的满足。

3. 需要的分类

常见的分类有两种。

(1)按需要的起源分类:需要可分生理性需要与社会化需要。生理性需要如饮食、排泄等;社会性需要如劳动、娱乐、交往。生理性需要的主要作用是维持机体代谢平衡;社会性需要的主要作用是维持个体心理与精神的平衡。

(2)按需要的对象分类:需要可分物质需要与精神需要。物质需要如衣、食、住、行等;精神需要如认识的需要、交往的需要等。物质需要既包括生理性需要,也包括社会性需要;精神需要是指个体对精神文化方面的要求。

4. 需要的作用

需要是个体从事活动的基本动力,是个体行为积极性的源泉。根据需要的作用,护理人员在护理患者时,既要满足患者的基本需要,又要激发患者依靠自己的力量恢复健康的需要。

(二)需要层次理论

许多哲学家和心理学家试图将人的需要这一概念发展成理论,并用以解释人的行为。心理学家亚伯拉罕·马斯洛于1943年提出了人类基本需要层次论,这一理论已被广泛应用于心理学、社会学和护理学等许多学科领域。

1. 需要层次论的主要内容

马斯洛将人类的基本需要分为 5 个层次,并按照先后次序,由低向高依次排列,包括生理的需要、安全的需要、爱与归属的需要、尊敬的需要和自我实现的需要。

(1)生理的需要:生理的需要是人类最基本的需要,包括食物、空气、水、温度(衣服和住所)、排泄、休息和避免疼痛。

(2)安全的需要:人需要一个安全、有秩序、可预知、有组织的世界,以使其感到有所依靠,不被意外的、危险的事情所困扰,即包括安全、保障、受到保护,以及没有焦虑和恐惧。

(3)爱与归属的需要:人渴望归属于某一群体并参与群体的活动和交往,希望在群体或家庭中有一个适当的位置,并与他人有深厚的情感,即包括爱他人、被爱和有所归属,免受遗弃、拒绝、举目无亲等痛苦。

(4)尊敬的需要:尊敬的需要是个体对自己的尊严和价值的追求,包括自尊和被尊敬两方面。尊敬需要的满足可使人感到自己有价值、有能力、有力量和必不可少,使人产生自信心。

(5)自我实现的需要:自我实现的需要是指一个人要充分发挥自己才能与潜力的要求,是力求实现自己可能之事的要求。马斯洛在晚年时,又把人的需要概括为 3 大层次:基本需要、心理需要和自我实现需要。

2. 各需要层次之间的关系

马斯洛不仅将人的需要按照不同层次进行了划分,而且十分强调各层次之间的关系。他指出以下几点。

(1)首先必须满足较低层次的需要,然后再考虑满足较高层次的需要。生理需求是最低层次的,也是最重要的,人在最基本的生理需要满足后,才得以维持生命。

(2)通常一个层次的需要被满足后,更高一层的需要才会出现,并逐渐明显和强烈。例如,人的生理需要得到满足后,会争取满足安全的需要;同样,在安全的需要满足之后,才会提出爱和更高层次的需要。但是,有些人在追求满足不同层次的需要时会出现重叠,甚至颠倒。例如,有的科研工作者为探求科学真理(自我实现),不顾试验场所可能存在危害生命的因素(安全的需要);有的运动员为夺冠军,为祖国争光(自我实现),不考虑自己可能会受伤甚至致残(生理和安全的需要),也要勇往直前。

(3)维持生存所必需的低层次需要是要求立即和持续予以满足的,如氧气;越高层次的需要越可被较长久地延后,如性的需要、尊敬的需要等。但是,这些可被暂时延缓或在不同时期有所变化的需要是始终存在的,不可被忽视。

(4)人们满足较低层次需要的活动基本相同,如对氧的需要,都是通过呼吸运动来满足。而越是高层次的需要越为人类所特有,人们采用的满足方式越具有差异性,如满足自我实现的需要时,作家从事写作、科学家做研究、运动员参加竞赛等。同时,低层次需要比高层次需要更易确认、更易观测、更有限度,如人只吃有限的食物,而友爱、尊重和自我实现需要的满足则是无限的。

(5)随着需要层次向高层次移动,各种需要满足的意义对每个人来说越具有差异性。这是受个人的愿望、社会文化背景及身心发展水平所决定的。例如,有的人对有一个稳定的职业、受他人尊敬的职位就很满意了,而有的人还要继续学习,获得更高的学位,不断改革和创新。

(6)各需要层次之间可相互影响。例如,有些较高层次需要并非生存所必需,但它能促进生理机能更旺盛,使人的健康状态更佳、生活质量更高,如果不被满足,会引起焦虑、恐惧、抑郁等情绪,导致疾病发生,甚至危及生命。

(7)人的需要满足程度与健康成正比。当所有的需要被满足后,就可达到最佳的健康状态;反之,基本需要的满足遭受破坏,会导致疾病。人若生活在高层次需要被满足的基础上,就意味着有更好的食欲和睡眠、更少的疾病、更好的心理健康和更长的寿命。

3. 需要层次论对护理的意义

需要层次论为护理学提供了理论框架,它是护理程序的理论基础,可指导护理实践有效进行。

(1)帮助护理人员识别患者未满足的需要的性质,以及对患者所造成的影响。

(2)帮助护理人员根据需要层次和优势需要,确定需要优先解决的健康问题。

(3)帮助护理人员观察、判断患者未感觉到或未意识到的需要,给予满足,以达到预防疾病的目的。

(4)帮助护理人员对患者的需要进行科学指导,合理调整需要间的关系,消除焦虑与压力。

(三)影响需要满足的因素

当人的需要大部分被满足时,人就能处于一种相对平衡的健康状态;反之,会造成机体环境的失衡,导致疾病的发生。因此,了解可能引起人的需要满足的障碍因素十分必要。

1. 生理的障碍

包括生病、疲劳、疼痛、躯体活动有障碍等,如因腹泻而影响水、电解质的平衡,以及食物摄入的需要。

2. 心理的障碍

人处于焦虑、恐惧、愤怒、兴奋或抑郁等状态时会影响基本需要的满足,如引起食欲改变、失眠、精力不集中等。

3. 认知的障碍和知识缺乏

人要满足自身的基本需要是要具备相关知识的,如营养知识、体育锻炼知识和安全知识等。人的认知水平较低时会影响对有关信息的接受、理解和应用。

4. 能力障碍

一个人具备多方面能力,如交往能力、动手能力、创造能力等。当个体某方面能力较差,就会导致相应的需要难以满足。

5. 性格障碍

一个人性格与他的需要产生与满足有密切关系。

6. 环境的障碍

如空气污染、光线不足、通风不良、温度不适宜、噪声等都会影响某些需要的满足。

7. 社会的障碍

缺乏有效的沟通技巧、社交能力差、人际关系紧张、与亲人分离等会导致缺乏归属感和爱,也可影响其他需要的满足。

8. 物质的障碍

需要的满足需要一定的物质条件,当物质条件不具备时,以这些条件为支撑的需要就无法满足。例如,生理需要的满足需要食物、水;自我实现的需要的满足需要书籍、实验设备等。

9. 文化的障碍

如地域习俗的影响、信仰、观念的不同、教育的差别等,都会影响某些需要的满足。

(四)患者的基本需要

一个人在健康状态下能够由自己来满足各类需要,但在患病时,情况就发生了变化,许多需要不能自行满足。这就需要护理人员作为一种外在的支持力量,帮助患者满足需要。

1. 生理的需要

(1)氧气:缺氧、呼吸道阻塞、呼吸道感染等。

(2)水:脱水、水肿、电解质紊乱、酸碱失衡。

(3)营养:肥胖、消瘦、各种营养缺乏、不同疾病(如糖尿病、肾脏疾病)的特殊饮食需要。

(4)体温:过高、过低、失调。

(5)排泄:便秘、腹泻、大小便失禁等。

(6)休息和睡眠:疲劳、各种睡眠形态紊乱。

(7)避免疼痛:各种类型的疼痛。

2. 刺激的需要

患者在患病的急性期,对刺激的需要往往不很明显。当处于恢复期时,此需要的满足日趋重要。如长期卧床的患者,如果他心理上刺激的需要、生活上活动的需要不满足,那就意味着其心理上、生理上都在退化。因此,卧床患者需要翻身、肢体活动,以减轻或避免皮肤受损、肌肉萎缩等。

长期单调的生活不但引起体力衰退、情绪低落,智力也会受到影响,故应注意环境的美化,安排适当的社交和娱乐活动。长期住院的患者更应注意满足刺激的需要,如布置优美、具有健康教育性的住院环境,病友之间的交流和娱乐等。

3. 安全的需要

患病时由于环境的变化、舒适感的改变,安全感会明显降低,如担心自己的健康没有保障;寂寞和无助感;怕被人遗忘和得不到良好的治疗和护理;对各种检查和治疗产生恐惧和疑虑;对医护人员的技术不信任;担心经济负担问题等。具体护理内容包括以下两点:

(1)避免身体伤害:应注意防止发生意外,如地板过滑、床位过高或没有护栏、病室内噪音、院内交叉感染等均会对患者造成伤害。

(2)避免心理威胁:应进行入院介绍和健康教育,增强患者自信心和安全感,使患者对医护人员产生信任感和可信赖感,促进治疗和康复。

4. 爱与归属的需要

患病住院期间,由于与亲人的分离和生活方式的变化,这种需要的满足受到影响,就变得更加强烈,患者常常希望得到亲人、朋友和周围人的亲切关怀、理解和支持。护理人员要通过细微、全面的护理,与患者建立良好的护理关系,允许家属探视,鼓励亲人参与护理患者的活动,帮助患者之间建立友谊。

5. 自尊与被尊敬的需要

在爱与归属的需要被满足后,患者也会感到被尊敬和被重视,因而这两种需要是相关的。患病会影响自尊需要的满足,患者会觉得因生病而失去自身价值或成为他人的负担,护理人员在与患者交往中,应始终保持尊重的态度、礼貌的举止。

注意帮助患者感到自己是重要的、是被他人接受的,如礼貌称呼患者的名字,而不是床号;初次与患者见面时,护士应介绍自己的名字;重视、听取患者的意见;让患者做力所能及的事,使患者感到自身的价值。

在进行护理操作时,应注意尊重患者的隐私,减少暴露;为患者保密;理解和尊重患者的个人习惯、价值观、宗教信仰等,不要把护士自己的观念强加给患者,以增加其自尊和被尊重感。

6. 自我实现的需要

个体在患病期间最受影响而且最难满足的需要是自我实现的需要。特别是有严重的能力丧失时,如失明、耳聋、失语、瘫痪、截肢等对人的打击更大。但是,疾病也会对某些人的成长起到促进作用,从而对自我实现有所帮助。此需要的满足因人而异,护理的功能是切实保证低层次需要的满足,使患者意识到自己有能力、有潜力,并加强学习,为自我实现创造条件。

(五)满足患者需要的方式

护理人员满足患者需要的方式有3种。

1. 直接满足患者的需要

对于暂时或永久丧失自我满足某方面需要能力的患者,护理人员应采取有效措施来满足患者的基本需要,以减轻痛苦,维持生存。

2. 协助患者满足需要

对于具有或恢复一定自我满足需要能力的患者,护理人员应有针对性地给予必要的帮助和支持,提高患者自护能力,促进早日康复。

3. 间接满足患者的需要

可通过卫生宣教、健康咨询等多种形式为护理对象提供卫生保健知识,避免健康问题的发生或恶化。

三、应激与适应理论

(一)应激及其相关内容

1. 应激

应激,又称压力或紧张,是指内、外环境中的刺激物作用于个体而使个体产生的一种身心紧张状态。应激可降低个体的抵抗力、判断力和决策力,例如,面对突如其来的意外事件或长期处于应激状态,可影响个体的健康甚至致病;但应激也可促使个体积极寻找应对方法、解决问题,如面临高考时紧张复习,护士护理患者时遇到疑难问题设法查阅资料、请教他人等。人在生活中随时会受到各种刺激物的影响,因此应激贯穿于人的一生。

2. 应激原

应激原又称压力原或紧张原,任何对个体内环境的平衡造成威胁的因素都称为应激原。应激原可引起应激反应,但并非所有的应激原对人体均产生同样程度的反应。常见的应激原分为以下3类。

(1)一般性的应激原

1)生物性:各种细菌、病毒、寄生虫等。

2)物理性:温度、空气、声、光、电、外力、放射线等。

3)化学性:酸、碱、化学药品等。

(2)生理病理性的应激原

1)正常的生理功能变化:如月经期、妊娠期、更年期,或基本需要没有得到满足,如饮食、性欲、活动等。

2)病理性变化:各种疾病引起的改变,如缺氧、疼痛、电解质紊乱、乏力等,以及手术、外伤等。

(3)心理和社会性的应激原

1)一般性社会因素:如生离死别、搬迁、旅行、人际关系纠葛及角色改变,如结婚、生育、毕业等。

2)灾难性社会因素:如地震、水灾、战争、社会动荡等。

3)心理因素:如应付考试、参加竞赛、理想自我与现实自我冲突等。

3. 应激反应

应激反应是对应激原的反应,可分为两大类。

(1)生理反应:应激状态下身体主要器官系统产生的反应,包括心率加快、血压增高、呼吸深快、恶心、呕吐、腹泻、尿频、血糖增加、伤口愈合延迟等。

(2)心理反应:如焦虑、抑郁,使用否认、压抑等心理防卫机制等。

一般来说,生理和心理反应经常是同时出现的,因为身心是持续互相作用的。应激状态下出现的应激反应常具有以下规律。

1)一个应激原可引起多种应激反应的出现,如当贵重物品被窃后,个体可能出现心悸、头晕,同时感觉愤怒、绝望,此时,头脑混乱无法做出正确决定。

2)多种应激原可引起同一种应激反应。

3)对极端的应激原,如灾难性事件,大部分人都会以类似的方式反应。

(二)适应与应对

1. 适应

适应是指应激原作用于机体后,机体为保持内环境的平衡而做出改变的过程。适应是生物体区别于非生物体的特征之一,而人类的适应又比其他生物更为复杂。适应是生物体调整自己以适应环境的能力,或促使生物体更能适于生存的一个过程。适应性是生命的最卓越特性,是内环境平衡和对抗应激的基础。

2. 应对

应对即个体对抗应激原的手段,具有两方面的功能:一个是改变个体行为或环境条件来对抗应激原,另一个是通过应对调节自身的情绪情感并维持内环境的稳定。

3. 适应的层次

人的适应层次不同于其他生物体,除生理层次的适应外,还有心理、社会文化、知识技术层次的适应。

(1)生理层次:生理适应是指发生在体内的代偿性变化。例如,一个从事脑力劳动的人进行跑步锻炼,开始会感到肌肉酸痛、心跳加快,但坚持一段时间后,这些感觉就会逐渐消失。

这是由于体内的器官慢慢地增加了强度和功效,适应了跑步对身体所增加的需求。

(2)心理层次:心理适应是指当人们经受心理应激时,如何调整自己的态度去认识情况和处理情况。例如,癌症患者平静接受自己的病情,并积极配合治疗。

(3)社会文化层次:社会适应是调整个人的行为,使之与各种不同群体,如家庭、专业集体、社会集团等信念、习俗及规范相协调。例如,遵守家规、校规、院规。

(4)知识技术层次:知识技术是指对日常生活或工作中涉及的知识及使用的设备、技术的适应。例如,电脑时代年轻人应学会使用电脑,护士能够掌握使用先进监护设备、护理技术的方法等。

4.适应的特性

所有的适应机制,无论是生理的、心理的、文化的或技术的,都有共同特性。

(1)所有的适应机制都是为了维持最佳的身心状态,即内环境的平衡和稳定。

(2)适应是一种全身性的反应过程,可同时包括生理、心理、社会文化甚至技术各个层次。例如,护士学生在病房实习时,不仅要有充足的体力和心理上的准备,还应掌握足够的专业知识和操作技能,遵守医院、病房的规章制度,并与医生、护士、患者和其他同学做好沟通工作。

(3)适应是有一定限度的,这个限度是由个体的遗传因素、身体条件、才智及情绪的稳定性决定的。例如,人对冷热不可能无限制地耐受。

(4)适应与时间有关,应激原来得越突然,个体越难以适应;相反,时间越充分,个体越有可能调动更多的应对资源抵抗应激原,适应得就越好。例如,急性失血时,易发生休克;而慢性失血则可以适应,一般不发生休克。

(5)适应能力有个体差异,这与个人的性格、素质、经历、防卫机能的使用有关。比较灵活和有经验的人,能及时对应激原做出反应,也会应用多种防卫机制,因而比较容易适应环境而生存。

(6)适应功能本身也具有应激性。例如,许多药物在帮助个体对付原有疾病时,药物产生的不良反应又成为新的应激原给个体带来危害。

5.应对方式

面对应激原,个体所使用的应对方式、策略或技巧是多种多样的。常用的应对方式如下。

(1)去除应激原:避免机体与应激原的接触,如避免食用引起过敏反应的食物,远离过热、过吵闹及不良气味的地方等。

(2)增加对应激的抵抗力:适当的营养、运动、休息、睡眠、戒烟、酒,接受免疫接种,定期做疾病筛查等,以便更有效地抵抗应激原。

(3)运用心理防卫功能:心理上的防卫能力决定于过去的经验、所受的教育、社会支持系统、智力水平、生活方式、经济状况,以及出现焦虑的倾向等。此外,坚强度也应作为对抗应激原的一种人格特征。一个坚强而刻苦耐劳的人相信:人生是有意义的;人可以影响环境;变化是一种挑战。这种人在任何困境下都能知难而进,尽快适应。人的一生都在学习新的应对方法,以对抗和征服应激原。

(4)采用缓解紧张的方法,包括身体运动,可使注意力从担心的事情上分散开来而减轻焦虑;按摩;松弛术;幽默等技术。

(5)寻求支持系统的帮助:一个人的支持系统是由那些能给予他物质上或精神上帮助的人组成的,常包括其家人、朋友、同事、邻居等。此外,曾有过与其相似经历并很好应对过的人,也是支持系统中的重要成员。当个体处于应激状态时,非常需要有人与他一起分担困难和忧愁,共同讨论解决问题的良策,支持系统在对应激的抵抗中起到了强有力的缓冲剂的作用。

(6)寻求专业性帮助:包括医生、护士、理疗师、心理医生等专业人员的帮助。人一旦患有身心疾病,就必须及时寻找医护人员的帮助,由医护人员提供针对性的治疗和护理,如药物治疗、心理治疗、物理疗法等,并给予必要的健康咨询和教育来提高患者的应对能力,以利于疾病的痊愈。

(三)应激与适应在护理中的应用

应激原作用于个体,使其处于应激状态时,个体会选择和采取一系列的应对方法对应激进行适应。若适应成功,则机体达到内环境的平衡;适应失败,会导致机体产生疾病。为帮助患者提高应对能力,维持身心平衡,护理人员应协助住院患者减轻应激反应,措施如下。

1. 评估患者所受应激的程度、持续时间、过去个体应激的经验等。

2. 分析患者的具体情况,协助患者找出应激原。

3. 安排适宜的住院环境。减少不良环境因素对患者的影响。

4. 协助患者适应实际的健康状况,应对可能出现的心理问题。

5. 协助患者建立良好的人际关系,并与家属合作减轻患者的陌生、孤独感。

第二节　护理程序

一、护理程序的基本过程及相互关系

护理程序由评估、诊断、计划、实施和评价5个步骤组成,是一个动态的、循环往复的过程。这5个步骤又是相互联系、相互促进和相互影响的。

(一)评估

评估是护理程序的第一步,是采取各种方法和手段收集与护理对象的健康相关的资料,包括护理对象过去和现在的生理、心理、社会等方面的资料,并对资料进行分析和整理。

（二）护理诊断

对通过评估获得的资料进行分类，经过综合分析，确认护理对象存在的问题，即确定护理诊断。

（三）计划

根据护理诊断拟定相应的预期护理目标，制订护理措施，并将其以规范的形式书写出来。

（四）实施

实施是将护理计划落实于具体护理活动的过程。

（五）评价

根据护理活动后产生的护理效果，对照预期目标进行判断，确定目标达到的程度。

二、护理程序的步骤

（一）评估

评估是指有组织地、系统地收集资料并对资料的价值进行判断的过程。评估是护理程序的第一步，也是护理程序的最基本的一步和非常关键的一步，是做好护理诊断和护理计划的先决条件。收集到的资料是否全面、准确将直接影响护理程序的其他步骤。因此，评估是护理程序的基础。

1. 收集资料

（1）资料的分类：护理评估所涉及的资料依照资料来源的主客体关系，可分为主观资料和客观资料两类。主观资料是指源于护理对象的主观感觉、经历和思考而得来的资料。例如，患者主诉："我头晕、头痛""我感觉不舒服""我一定得了不治之症"等。客观资料是指通过观察、体格检查或各种辅助检查而获得的资料，如"患者体温 39℃，寒战""患者双下肢可凹性水肿"等。

（2）资料的来源：除患者本人外，还包括以下来源。

1）患者的家庭成员或与护理对象关系密切的人：如配偶、子女、朋友、邻居等。

2）其他健康保健人员：医生、护士、营养师等人员。

3）既往的病历、检查记录：通过对既往健康资料的回顾，及时了解护理对象病情动态变化的信息。

4）文献资料：通过检索有关医学、护理学的各种文献，为基础资料提供可参考的信息。

（3）资料的内容：收集的资料不仅涉及护理对象的身体情况，还应包括心理、社会、文化、经济等方面。

1）一般资料：包括姓名、性别、年龄、民族、职业、婚姻状况、受教育水平、家庭住址、联系人等。

2)现在健康状况:包括此次发病情况、目前主要不适的主诉及目前的饮食、营养、排泄、睡眠、自理、活动等日常生活形态。

3)既往健康状况:包括既往患病史、创伤史、手术史、过敏史,既往日常生活形态、烟酒嗜好,护理对象为女性时还应包括月经史和婚育史等。

4)家族史:家庭成员是否有与护理对象类似的疾病或家族遗传病史。

5)护理对象体检的检查结果。

6)实验室及其他检查结果。

7)护理对象的心理状况:包括对疾病的认识和态度,康复的信心,病后精神、行为及情绪的变化,护理对象的人格类型,对应激事件的应对能力等。

8)社会文化情况:包括护理对象的职业及工作情况、目前享受的医疗保健待遇、经济状况、家庭成员对疾病的态度和对疾病的了解、社会支持系统状况等。

(4)收集资料的方法

1)交谈法:护理评估中的交谈是一种有目的、有计划的交流或谈话。通过交谈,一方面可以获得有关护理对象的资料和信息,另一方面可以促进护患关系的发展,有利于治疗与护理工作的顺利进行,还可以使护理对象获得有关病情、检查、治疗、康复的信息。

2)观察法:运用感官获得有关信息的方法。通过观察可以获得有关护理对象的生理、心理、社会、文化等多方面的信息。

3)身体评估:是指护士通过视、触、叩、听等体格检查技术,对护理对象的生命体征及各个系统进行全面检查,收集有关护理对象身体状况方面的资料。

4)查阅:指通过查阅医疗病历、护理病历、各种实验室及其他辅助检查结果,获取有关护理对象的资料。

2. 整理资料

(1)资料的核实

1)核实主观资料:主观资料常常来源于护理对象的主观感受,因此,难免会出现一定的偏差,如患者自觉发热,而测试体温时却显示正常。核实主观资料不是对护理对象不信任,而是核实主、客观资料相符与否。

2)澄清含糊的资料:如果在资料的收集整理过程中发现有些资料内容不够完整或不够确切时,应进一步进行搜集和补充。

(2)资料分类

1)按马斯洛的需要层次理论分类:将收集到的各种资料按照马斯洛的 5 个需要层次进行分类,分别对应于生理需要、安全需要、爱与归属需要、尊敬与被尊敬需要和自我实现的需要。

2)按人类反应型态分类:北美护理诊断协会(NANDA)将所有护理诊断按 9 种型态分类,

即交换、沟通、关系、赋予价值、选择、移动、感知、认识、感觉/情感。收集到的资料可以按此方法进行分类。

按 Majory Gordon 的 11 个功能性健康型态分类。Majory Gordon 将人类的功能分为 11 种型态,即健康感知-康管理型态、营养-代谢型态、排泄型态、活动-运动型态、睡眠-休息型态、认知-感知型态、自我认识-自我概念型态、角色-关系型态、性-生殖型态、应对-应激耐受型态、价值-信念型态。此分类方法通俗易懂,便于临床护士掌握,应用较为广泛。

3. 分析资料

(1)找出异常所在:分析资料时应首先将收集到的患者相关资料与正常人体资料进行对照,发掘其中的差异,这是进行护理诊断的关键性的前提条件。因此,需要护理人员能熟练运用医学、护理学及人文科学知识,具备进行综合分析判断的能力。

(2)找出相关因素和危险因素:通过对资料的分析比较后,能够发现异常所在,但这只是对资料的初步分析,更重要的是要对引起异常的原因进行进一步的判断,找出导致异常的相关因素和危险因素,为后期进行护理计划的制订提供依据。

4. 资料的记录

资料的记录格式可以根据资料的分类方法不同和各地区的特点自行设计。但资料的记录应遵循以下几个原则。

(1)资料要客观地反映事实情况,实事求是,不能带有主观判断和结论。

(2)资料的记录要完整,并遵循一定的书写格式。

(3)要正确使用医学术语进行资料的记录。

(4)语言简明扼要,字迹清楚。

(二)护理诊断

根据收集到的资料进行护理诊断是护理程序的第二步,也是专业性较强,具有护理特色的重要一步。护理诊断一词源于 20 世纪 50 年代,Virginia Fry 首先在其论著中提出。1973 年,美国护士协会正式将护理诊断纳入护理程序。北美护理诊断协会(NANDA)对护理诊断的发展起了重要的推动作用。目前使用的护理诊断定义就是 1990 年 NANDA 提出并通过的定义。

1. 护理诊断的定义

护理诊断是关于个人、家庭、社区对现存的或潜在的健康问题或生命过程反应的一种临床判断,是护士为达到预期结果选择护理措施的基础,这些预期结果是应由护士负责的。

2. 护理诊断的组成

NANDA 的每个护理诊断均由名称、定义、诊断依据和相关因素四部分组成。

(1)名称:名称是对护理对象健康状态或疾病的反应的概括性描述,一般可用改变、减少、缺乏、缺陷、不足、过多、增加、功能障碍、受伤、损伤、无效或低效等特定术语来描述健康问题，但不能说明变化的程度。根据护理诊断名称的判断，可将护理诊断分为3类。

1)现存的：是对个人、家庭或社区的健康状况或生命过程的反应的描述。例如，"体温过高""焦虑""疼痛"等。

2)有……危险的：是对一些易感的个人、家庭或社区对健康状况或生命过程可能出现的反应的描述。此类反应目前尚未发生，但如不及时采取有效的护理措施，则可能出现影响健康的问题。因此，要求护士要有预见性，能够预测到可能出现的护理问题。例如，长期卧床的患者存在"有皮肤完整性受损的危险"，移植术后的患者"有感染的危险"等。

3)健康的：是对个人、家庭或社区具有加强健康以达到更高水平健康潜能的描述。健康是生理、心理、社会各方面的完好状态，护理工作的任务之一是促进健康。健康的护理诊断是护士为健康人群提供护理时可以使用的护理诊断。例如，"执行治疗方案有效"等。

(2)定义：是对护理诊断的一种清晰、准确的描述，并以此与其他护理诊断相区别。每个护理诊断都有其特征性的定义。例如，"便秘"是指"个体处于一种正常排便习惯发生改变的状态，其特征为排便次数减少和(或)排出干硬便"。

(3)诊断依据：是做出该诊断的临床判断标准。诊断依据常常是患者所应具有的一组症状和体征，以及有关病史，也可以是危险因素。诊断依据有3种，第一种称"必要依据"，即做出某一护理诊断时必须具备的依据；第二种称"主要依据"，即做出某一诊断时通常需要存在的依据；第三种称"次要依据"，即对做出某一诊断有支持作用，但不一定每次做出该诊断时都存在的依据。3种依据的划分不是随意的，而是通过严谨的科研加以证实的。

(4)相关因素：是指促成护理诊断成立和维持的原因或情境。相关因素包括以下几个方面。

1)生理方面：指与患者身体或生理有关的因素。

2)心理方面：指与患者心理状况有关的因素。

3)治疗方面：指与治疗措施有关的因素。

4)情境方面：即涉及环境、有关人员、生活经历、生活习惯、角色等方面的因素。

5)成长发展方面：指与年龄相关的认知、生理、心理、社会、情感的发展状况，比单纯年龄因素所包含的内容更广。

3. 护理诊断的陈述方式

护理诊断的陈述包括3个要素，即问题、原因、症状与体征。主要有以下3种陈述方式。

(1)三部分陈述：具有诊断名称、相关因素和临床表现这 P、E、S3 个部分，即 PES 公式，多用于现存的护理诊断。

(2)两部分陈述：只有护理诊断名称和相关因素，而无临床表现，即 PE 公式，多用于"有……危险"的护理诊断。

（3）一部分陈述：只有 P，这种陈述方式用于健康的护理诊断。

4. 医疗诊断与护理诊断的区别

（1）使用人员不同：医疗诊断是医生使用的名词，用于确定一个具体疾病或病理状态。护理诊断是护士使用的名词，是对个体、家庭或社区的现存的、潜在的健康问题或生命过程反应的一种临床判断。

（2）研究重点不同：医疗诊断侧重于对患者的健康状态及疾病的本质做出判断，特别是对疾病做出病因诊断、病理解剖诊断和病理生理诊断。护理诊断侧重于对患者现存的或潜在的健康问题或疾病反应做出判断。

（3）诊断数目不同：每个患者的医疗诊断数目较少，且在疾病发展过程中相对稳定，护理诊断数目常较多，并随患者反应不同而发生变化。

（4）解决问题的方法不同：医疗诊断做出后需通过用药、手术等医疗方法解决，而护理诊断是通过护理措施解决健康问题。

（5）适用对象不同：医疗诊断只适于个体情况，而护理诊断既适于个体，也适于家庭和社区人群。

5. 护理诊断与合作性问题的区别

对护理诊断，护士需要做出一定的处理以求达到预期的结果，是护士独立采取措施可以解决的问题；而合作性问题是护士需要与其他健康保健人员，尤其是与医生共同合作解决的问题。对于合作性问题，护理的措施较为单一，重点在于监测潜在并发症的发生。

6. 护理诊断的有关注意事项

护理诊断的名称应使用 NANDA 认可的专业护理诊断名称，不允许随意编造。

应用统一的书写格式。例如，相关因素的陈述，应统一使用"与……有关"的格式。再如，有关"知识缺乏"的护理诊断陈述格式应为"知识缺乏：缺乏……方面的知识"。

陈述护理诊断时，应避免将临床表现误认为是相关因素。例如，"疼痛：胸痛，与心绞痛有关"的陈述是错误的，正确陈述应为"疼痛：胸痛，与心肌缺血缺氧有关"。

贯彻整体护理观念。护理诊断应涉及患者的生理、心理、社会各个方面。

避免价值判断，如"卫生自理缺陷：与懒惰有关""知识缺乏：与智商低有关"等。

（二）护理计划

制订护理计划是护理程序的第三步。当对患者进行全面的评估和分析、做出护理诊断后，应根据患者的具体病情制订和书写护理计划。护理计划的制订体现了护理工作的有组织性和科学性。

1. 排列护理诊断的优先次序

当患者有多个护理诊断时，需要对这些护理诊断进行排序，以便统筹安排护理工作。排序时要考虑护理诊断的紧迫性和重要性,把对患者生命和健康威胁最大的问题放在首位,其他的诊断依次排列。在优先顺序上将护理诊断分为以下 3 类。

(1)会威胁患者生命、需要及时行动解决的问题。

(2)虽不直接威胁患者生命,但也能造成身体上的不健康或情绪上变化的问题。

(3)与患者此次发病关系不大,不属于此次发病的反应的问题。这些问题并非不重要,只是在安排护理工作时可以稍后考虑。

护理诊断的排序,并不意味着只有前一个护理诊断完全解决才进行下一个护理诊断,而是护理人员可以同时解决几个护理问题,只是把重点放在需要优先解决的首要问题上。

2. 制订护理目标

护理目标是指患者在接受护理后,期望其能达到的健康状态,即最理想的护理效果。

(1)护理目标的陈述方式

1)主语:指护理对象,是患者,也可以是患者的生理功能或患者机体的一部分。

2)谓语:即行为动词,指患者将要完成的内容。

3)行为标准:即护理对象行为要达到的程度。

4)条件状语:指主语完成某活动时所处的条件状况。

5)时间状语:是指护理对象在何时达到目标中陈述的结果。

(2)护理目标的种类

1)长期目标:是指需要相对较长的时间才能实现的目标。

2)短期目标:是指在相对较短的时间内(几小时或几天)要达到的目标。

长期目标和短期目标在时间上没有明确的分界,有些诊断可能只有短期目标或长期目标,有些则可能同时具有长期目标和短期目标。

(3)制订护理目标时应注意的问题

目标主语是患者,也可以是患者相关的生理功能或身体的某一部分,而不是护士。

一个目标中只能出现一个行为动词,否则评价时无法判断目标是否实现。

目标应是可测量的、可评价的,其行为标准应尽量具体。

目标应是护理范畴内的,且可通过护理措施实现的。

目标应具有现实性、可行性,要在患者能力可及的范围内。

3. 制订护理措施

护理措施是帮助护理人员为达到预期目标所采取的具体方法。护理措施的制订是建立在护理诊断所陈述的相关因素基础上,结合护理评估所获得的护理对象的具体情况,运用知识和经验做出决策的过程。

(1)护理措施的类型

1）依赖性的护理措施：即来自医嘱的护理措施，如遵医嘱给药等。

2）相互合作的护理措施：是护士与其他健康保健人员相互合作采取的行动。例如，护士与营养师等共同协商患者的营养补充方案，以纠正患者出现的"营养失调，低于机体需要量问题"。

3）独立的护理措施：指不依赖于医生的医嘱，护士能够独立提出和采取的护理措施。例如，护士通过音乐疗法或放松疗法缓解患者的疼痛问题等。在临床护理工作中，护理人员独立的护理措施很多，除一些常规的独立护理措施外，需要护士勤于思考和创新，用科学的方法探讨更多有效果的独立护理措施。

（2）制订护理措施的注意事项

1）措施必须与目标相一致，即护理措施应是能实现护理目标的具体护理活动。

2）护理措施应具有可行性，应结合患者、工作人员和医院等的具体情况而制订。

3）护理措施的制订要以保障患者的安全为前提，要符合伦理道德要求。

4）护理措施应与其他医务人员的健康服务活动相协调。

5）护理措施应以科学理论为指导，每项护理措施都应有依据。

6）护理措施应具体而易于执行。

4. 验证护理计划

护理计划的制订过程中，尤其在实施之前，应对计划的具体内容进行不断验证，以确保措施的安全有效，且符合患者的具体情况。护理计划的验证可由制订者自己验证，也可由其他健康保健人员协助验证。只有护理计划经过反复验证，确保护理措施适合患者情况时，才可进入具体实施阶段。

5. 书写护理计划

护理计划制订后应作为一种医疗护理文件执行和保存。因此，护理计划书写应符合医疗护理文件书写的基本要求，以确保其能在医务人员之间相互沟通，促进教学、科研的发展进程，能提供护理质量检查依据，并具有法律效力。

（四）实施

实施是护理程序的第四步，是执行护理计划中各项措施的过程。通过实施可以解决护理问题，并可以验证护理措施是否切实可行。实施应发生于护理计划之后，包括实施前准备、实施和实施后记录3个部分。

1. 实施前准备

要求护士在实施之前要考虑与实施有关的以下几个问题。

（1）做什么：在实施前应全面回顾制订好的护理计划，并且需对护理计划的内容进行进一步的整理和组织，使之得到统筹兼顾和有秩序地进行。

(2)谁去做:确定哪些护理措施应由护士自己做,哪些应由辅助护士做,哪些需要指导患者或其家属参与完成,以及哪些需与其他健康保健人员共同完成等。

(3)怎么做:即实施时应采用何种技术或技巧,如何按护理计划实施等。还应考虑到实施过程可能出现的问题及解决方法。

(4)何时做:根据患者的具体情况和健康状态选择最佳的执行护理措施的时间。

2. 实施

护理实施阶段是护士综合运用专业理论知识、操作技术、病情观察能力、语言表达能力、沟通技巧、协调管理能力及应变能力等执行护理计划的过程。这一阶段不仅可以解决患者的护理问题,也同时培养和提高了护士的综合素质和能力。在实施的同时,护士对患者的病情及对疾病的反应进行评估,并对护理照顾的效果进行评价。因此,实施阶段还是评估和评价的过程。

3. 实施后记录

实施护理计划后,护士应对执行护理计划的过程及过程中遇到的问题进行记录。其意义在于:可以作为护理工作的阶段性的总结;利于其他医护人员了解实施护理计划的全过程;为今后的护理工作提供经验性资料;并且可以作为护理质量评价的内容。

(五)评价

评价是指患者的健康状态与护理计划中制订的目标进行比较并做出判断的过程,即对护理效果的鉴定。评价是护理程序的最后一步,但并不意味着护理程序的结束,通过发现新问题,做出新的护理诊断和计划,或对既往的方案进行修改、补充等,使护理程序可以循环往复地进行。

1. 护理评价内容

(1)护理全过程的评价:包括收集资料、护理诊断、护理目标、护理措施等的评价。

(2)护理效果评价:评价患者目前的健康状况是否达到预期的目标。

2. 护理评价的步骤

(1)制订评价标准:护理计划中制订的护理目标常常作为评价护理效果的标准。

(2)收集资料:收集有关患者目前健康状态的主观与客观资料。

(3)评价目标是否实现:目标的实现程度可有 3 种情况,即目标完全实现、目标部分实现、目标未实现。

(4)分析原因:针对目标部分实现或未实现,可以从以下方面进行分析。

护理评估阶段收集的资料是否全面、确切;护理诊断是否正确;护理目标是否可行;护理措施是否得当;患者是否配合;是否出现了新的护理问题。

(5)重审护理计划:根据护理评价后及时发现问题,对护理计划进行调整,具体包括以下几点。

1)停止:对已达到预期目标的护理诊断,说明其护理问题已经得到解决,应及时将护理诊断停止,同时其相应的护理措施亦应停止。

2)修订:通过护理计划的实施,护理目标部分实现或未实现时,应查找原因,然后对护理计划进行合理的修改。

3)删除:对根本不存在或判断错误的护理诊断应尽快删除。

4)增加:对未发现或新近出现的护理问题应及时加以补充。

三、护理病历的书写

运用护理程序护理患者过程中,要求有系统、完整、能反映护理全过程和护理效果的记录,包括有关患者的资料、护理诊断、护理目标、护理计划及效果评价的记录,这些记录构成护理病历。其书写应按照医疗护理文件的书写要求进行,包括记录内容详细完整、突出重点、主次分明、符合逻辑、文字清晰及正确应用医学术语等。

(一)护理评估单

护理评估单是护理人员对护理对象进行评估后将收集的资料进行整理、概括而形成的规范化的医疗护理文件。护理评估单应将评估资料系统完整地记录出来,据此提出护理诊断。

1. 护理评估单的种类

(1)入院护理评估单:护理人员对于新入院的患者进行护理评估记录。

(2)住院护理评估表:患者住院后根据患者的情况随时进行护理评估的记录。

2. 入院护理评估单的主要内容

目前国内常用的护理评估单主要是以人的需求理论为框架设计的评估表,其内容如下:患者的一般情况;简要病史;心理状态与社会支持系统情况;护理体检;主要的护理诊断/问题。

3. 护理评估单的记录方式

将护理评估内容按照一定的顺序直接书写记录;在标准的护理评估单上进行选项,并在个性化资料栏内进行特殊资料的记录。

4. 在记录中的注意事项

反映客观,不可存在任何主观偏见,从患者及其家属处取得的主观资料要用引号括明;避免难以确定的用词,如"尚可""稍差""尚好"等字眼;除必须了解的共性项目外,还应根据护理对象的情况进一步收集资料,以求收集个性化的护理评估资料。

(二)护理诊断/问题项目单

护理诊断/问题项目单用于对患者评估后,将确定的护理诊断按优先次序进行排序于该表上(表 1-1),便于护理人员清晰掌握及随时增加新出现的或删除已不存在的护理诊断。

表 1-1　护理诊断/问题项目单

姓名		病室			床号		住院号	
开始日期	时间	序号	护理诊断/问题	签名	停止日期时间		签名	

(三)护理计划单

护理计划的书写,目前尚无统一的格式要求,但书写一般的护理计划都包括护理诊断、护理目标、护理措施和护理评价 4 项(表 1-2)。有的医院还有诊断依据和护理措施依据等。目前临床上有 3 种护理计划的书写方法。

表 1-2　护理计划单

姓名		病室		床号		住院号	
日期	护理诊断	护理目标		护理措施		护理评价	

将护理诊断、目标、措施、评价等直接书写在预制的空白表格内。此种方法的优点是可以充分结合患者的个体化特点制订完全适合的护理措施;但缺点是护士需花费较多时间进行书写,且对于专业知识和经验不足的护士不易掌握。

1. 标准化护理计划

事先根据护理对象的共同护理需要制订好标准护理计划,并印制成护理计划表格,结合具体患者的实际情况在表格内对护理诊断、目标、措施等进行选择和补充。其优点是减少了书写护理病历的时间,有利于集中更多时间做好患者的临床护理。缺点是常忽视患者的个体性。

2. 计算机化护理计划

计算机化护理计划是将标准护理计划存入计算机存储器中,护士在计算机终端可以根据护理评估结果自动进行护理诊断,并可结合患者的具体情况,随时调阅和选择标准护理计划中的可选项目,制订符合的个体化护理计划。其优点是高效、准确、方便、经济、快捷、页面整洁,并易于修改和补充;缺点是需要计算机资源投入,在一些地区暂时还不能广泛推广应用。

(四)护理健康教育计划与出院指导

1. 健康教育计划内容

(1)疾病的诱发因素、发生与发展过程。

(2)可采取的治疗护理方案。

(3)有关检查的目的与注意事项。

(4)饮食与活动的注意事项。

(5)疾病的预防与康复措施。

2. 出院指导

内容主要为患者出院后活动、饮食、服药、其他治疗、自我保健、护理、复诊时间等提供帮助。

第二章 呼吸内科疾病护理

第一节 自发性气胸与支气管扩张

一、自发性气胸

(一)定义

是指肺组织及脏层胸膜的自发破裂,或靠近肺表面的肺大疱、细小气肿疱自发破裂,使肺及支气管内气体进入胸膜腔所致的气胸,可分为原发性和继发性。

(二)疾病相关知识

1. 流行病学

原发性见于无基础肺疾病的健康人;继发性发生于有基础肺疾病的患者。男性发病率高于女性。

2. 临床表现

突感一侧针刺样或刀割样胸痛,继而出现呼吸困难、胸闷,轻到中度刺激性咳嗽。

3. 治疗

保守治疗;排气疗法;紧急排气、胸腔穿刺排气、胸腔闭式引流;化学胸膜固定术;手术治疗。

4. 康复

积极治疗肺部基础疾病;避免各种诱发因素,如抬举重物、剧烈咳嗽、屏气、用力排便等增加腹压的动作,劳逸结合,痊愈初期避免剧烈运动,保持情绪稳定,戒烟。

5. 预后

复发率较高,约1/3患者2~3年内可能同侧复发。

(三)专科评估与观察要点

1. 胸痛性质:部分患者有诱发因素,但多数患者在正常活动或休息时出现,突然发生的针刺样或刀割样胸痛,继而出现气促、呼吸困难。

2. 呼吸困难程度:与有无肺基础疾病及肺功能状态、气胸发生速度、胸膜腔内积气量和压力有关。

3. 胸腔闭式引流观察。

4. 观察肺部原发病情况。

(四)护理问题

1. 低效性呼吸型态

与胸膜腔内积气压迫肺脏导致的限制性通气功能障碍有关。

2. 疼痛:胸痛

与脏层胸膜破裂、引流管置入有关。

3. 活动无耐力

与日常活动时氧供不足有关。

4. 自理能力缺陷

与疼痛、缺氧致机体活动耐力降低有关。

5. 焦虑

与呼吸困难、胸痛、胸膜穿刺或胸腔闭式引流术及气胸复发有关。

6. 知识缺乏

缺乏预防气胸复发的知识。

7. 有感染的危险

与留置胸腔闭式引流管有关。

（五）护理措施

1. 休息与体位

急性期绝对卧床休息，血压平稳者取半卧位有利于呼吸，闭式引流置管者妥善固定并加强置管期间安全宣教，防止意外脱管。

2. 氧疗护理

遵医嘱提供恰当方式及流量的氧疗，保证有效吸氧；高浓度吸氧有利于胸膜腔内气体的吸收。

3. 病情观察

密切观察呼吸频率、呼吸困难、胸痛及缺氧征的程度及治疗后改善情况，患侧呼吸音的变化，心率、血压情况；留置胸腔闭式引流管应注意观察管路通畅情况，保证有效引流，观察穿刺点伤口敷料，保持清洁干燥。

4. 心理护理

解释病情，安慰患者，消除顾虑，稳定情绪。

（六）健康指导

1. 积极治疗肺部基础疾病。

2. 避免气胸诱发因素：避免各种增加胸腹压的动作（抬举重物、剧烈咳嗽、喷嚏、屏气、用力排便等）、剧烈运动，保持情绪稳定、戒烟。

3. 掌握气胸复发征象，及时就诊：突发性胸痛，随即胸闷、呼吸困难，气急。

4. 心理社会指导。

二、支气管扩张

（一）病因及发病机制

1. 支气管--肺组织感染和支气管阻塞

是支气管扩张的主要病因。感染和阻塞症状相互影响，促使支气管扩张的发生和发展。其中婴幼儿期支气管-肺组织感染是最常见的病因，如婴幼儿麻疹、百日咳、支气管肺炎等。

由于儿童支气管较细，易阻塞，且管壁薄弱，反复感染破坏支气管壁各层结构，尤其是平滑肌和弹性纤维的破坏削弱了对管壁的支撑作用。支气管炎使支气管黏膜充血、水肿、分泌物阻塞管腔，导致引流不畅而加重感染。支气管内膜结核、肿瘤、异物引起管腔狭窄、阻塞，也是导致支气管扩张的原因之一。由于左下叶支气管细长，且受心脏血管压迫引流不畅，容易发生感染，故支气管扩张左下叶比右下叶多见。肺结核引起的支气管扩张多发生在上叶。

2. 支气管先天性发育缺陷和遗传因素

此类支气管扩张较少见，如巨大气管-支气管症、Kartagener 综合征（支气管扩张、鼻窦炎和内脏转位）、肺囊性纤维化、先天性丙种球蛋白缺乏症等。

3. 全身性疾病

目前已发现类风湿关节炎、Crohn 病、溃疡性结肠炎、系统性红斑狼疮、支气管哮喘等疾病可同时伴有支气管扩张；有些不明原因的支气管扩张患者，其体液免疫和（或）细胞免疫功能有不同程度的异常，提示支气管扩张可能与机体免疫功能失调有关。

（二）临床表现

1. 症状

（1）慢性咳嗽、大量脓痰：痰量与体位变化有关。晨起或夜间卧床改变体位时，咳嗽加剧、痰量增多。痰量多少可估计病情严重程度。感染急性发作时，痰量明显增多，每日可达数百毫升，外观呈黄绿色脓性痰。痰液静置后出现分层的特征：上层为泡沫；中层为脓性黏液；下层为坏死组织沉淀物。合并厌氧菌感染时痰有臭味。

（2）反复咯血：50%～70%的患者有程度不等的反复咯血，咯血量与病情严重程度和病变范围不完全一致。大量咯血最主要的危险是窒息，应紧急处理。部分发生于上叶的支气管扩张，引流较好，痰量不多或无痰，以反复咯血为唯一症状，称为"干性支气管扩张"。

（3）反复肺部感染：其特点是同一肺段反复发生肺炎并迁延不愈。

（4）慢性感染中毒症状：反复感染者可出现发热、乏力、食欲减退、消瘦、贫血等，儿童可影响发育。

2. 体征

早期或干性支气管扩张多无明显体征，病变重或继发感染时在下胸部、背部常可闻及局限性、固定性湿啰音，有时可闻及哮鸣音；部分慢性患者伴有杵状指（趾）。

（三）辅助检查

1. 胸部 X 线检查

早期无异常或仅见患侧肺纹理增多、增粗现象。典型表现是轨道征和卷发样阴影，感染时阴影内出现液平面。

2. 胸部 CT 检查

管壁增厚的柱状扩张或成串成簇的囊状改变。

3. 纤维支气管镜检查

有助于发现患者出血的部位，鉴别腔内异物、肿瘤或其他支气管阻塞原因。

（四）诊断要点

根据患者有慢性咳嗽、大量脓痰、反复咯血的典型临床特征，以及肺部闻及固定而局限性的湿啰音，结合儿童时期有诱发支气管扩张的呼吸道病史，一般可做出初步临床诊断。胸部影像学检查和纤维支气管镜检查可进一步明确诊断。

（五）治疗要点

治疗原则是保持呼吸道引流通畅，控制感染，处理咯血，必要时手术治疗。

1. 保持呼吸道通畅

(1)药物治疗:祛痰药及支气管舒张药具有稀释痰液、促进排痰作用。

(2)体位引流:对痰多且黏稠者作用尤其重要。

(3)经纤维支气管镜吸痰:若体位引流排痰效果不理想,可经纤维支气管镜吸痰及生理盐水冲洗痰液,也可局部注入抗生素。

2. 控制感染

是支气管扩张急性感染期的主要治疗措施。应根据症状、体征、痰液性状,必要时参考细菌培养及药物敏感试验结果选用抗菌药物。

3. 手术治疗

对反复呼吸道急性感染或大咯血,病变局限在一叶或一侧肺组织,经药物治疗无效,全身状况良好的患者,可考虑手术切除病变肺段或肺叶。

(六)常用护理诊断

1. 清理呼吸道无效

咳嗽、大量脓痰、肺部湿啰音,与痰液黏稠和无效咳嗽有关。

2. 有窒息的危险

与痰多、痰液黏稠或大咯血造成气道阻塞有关。

3. 营养失调

乏力、消瘦、贫血、发育迟缓,与反复感染导致机体消耗增加,以及患者食欲缺乏、营养物质摄入不足有关。

4. 恐惧

精神紧张、面色苍白、出冷汗,与突然或反复大咯血有关。

第二节　支气管哮喘与慢性阻塞性肺疾病

一、支气管哮喘

支气管哮喘是一种慢性气管炎症性疾病,其支气管壁存在以肥大细胞、嗜酸细胞和T淋巴细胞为主的炎性细胞浸润,可经治疗缓解或自然缓解。本病多发于青少年,儿童多于成人,城市多于农村。近年的流行病学显示,哮喘的发病率或病死率均有所增加,我国哮喘发病率为1%～2%。支气管哮喘的病因较为复杂,大多在遗传因素的基础上,受到体内外多种因素激发而发病,并反复发作。

(一)临床表现

1. 症状和体征

典型的支气管哮喘,发作前多有鼻痒、打喷嚏、流涕、咳嗽、胸闷等先兆症状,进而出现呼气性的呼吸困难伴喘鸣,患者被迫呈端坐呼吸,咳嗽、咳痰。发作持续几十分钟至数小时后自行或经治疗缓解。此为速发性哮喘反应。迟发型哮喘反应时,患者气管呈持续高反应性状态,上述表现更为明显,较难控制。

少数患者可出现哮喘重度或危重度发作,表现为重度呼气性呼吸困难、焦虑、烦躁、端坐呼吸、大汗淋漓、嗜睡或意识模糊,经应用一般支气管扩张药物不能缓解。此类患者不及时救治,可危及生命。

2. 辅助检查

(1)血液检查:嗜酸性粒细胞、血清总免疫球蛋白 E(IgE)及特异性免疫球蛋白 E 均可增高。

(2)胸部 X 线检查:哮喘发作期由于肺脏充气过度,肺部透亮度增高,合并感染时可见肺纹理增多及炎症阴影。

(3)肺功能检查:哮喘发作期有关呼气流速的各项指标,如第一秒用力呼气容积(FEV)、最大呼气流速峰值(PEF)等均降低。

(二)治疗原则

本病的防治原则是去除病因,控制发作和预防发作。控制发作应根据患者发作的轻重程度,抓住解痉、抗炎两个主要环节,迅速控制症状。

1. 解痉

哮喘轻、中度发作时,常用氨茶碱稀释后静脉注射或加入液体中静脉滴注。根据病情吸入或口服 β_2-受体激动剂。常用的 β_2-受体激动剂气雾吸入剂有喘康速、喘乐宁、舒喘灵等。

哮喘重度发作时,应及早静脉给予足量氨茶碱及琥珀酸氢化可的松或甲基强的松龙琥珀酸钠,待病情得到控制后再逐渐减量,改为口服泼尼松龙,或根据病情吸入糖皮质激素,应注意不宜骤然停药,以免复发。

2. 抗感染

肺部感染的患者,应根据细菌培养及药敏结果选择应用有效抗生素。

3. 稳定内环境

及时纠正水、电解质及酸碱失衡。

4. 保证气管通畅

痰多而黏稠不易咳出或有严重缺氧及二氧化碳潴留者,应及时行气管插管吸出痰液,必要时行机械通气。

(三)护理

1. 一般护理

(1)将患者安置在清洁、安静、空气新鲜、阳光充足的房间,避免接触过敏原,如花粉、皮毛、油烟等。护理操作时防止灰尘飞扬。喷洒灭蚊蝇剂或某些消毒剂时要转移患者。

(2)患者哮喘发作呼吸困难时应给予适宜的靠背架或过床桌,让患者扶桌而坐,以帮助呼吸,减少疲劳。

(3)给予营养丰富的易消化的饮食,多食蔬菜、水果,多饮水。同时注意保持大便通畅,减少因用力排便所致的疲劳。严禁食用与患者发病有关的食物,如鱼、虾、蟹等,并协助患者寻找过敏原。

(4)危重期患者应保持皮肤清洁干燥,定时翻身,防止压疮发生。因大剂量使用糖皮质激素,应做好口腔护理,防止发生口腔炎。

(5)哮喘重度发作时,由于大汗淋漓,呼吸困难甚至有窒息感,所以患者极度紧张、烦躁、疲倦。要耐心安慰患者,及时满足患者需求,缓解紧张情绪。

2. 家庭护理

(1)增强体质,积极防治感染:平时注意增加营养,根据病情做适量体力活动,如散步、做简易操、打太极拳等,以提高机体免疫力。当感染发生时应及时就诊。

(2)注意防寒避暑:寒冷可引起支气管痉挛,分泌物增加,同时感冒易致支气管及肺部感染。因此,冬季应适当提高居室温度,秋季进行耐寒锻炼防治感冒,夏季避免大汗,防止痰液过稠不易咳出。

(3)尽量避免接触过敏原:患者应戒烟,尽量避免到人员众多、空气污浊的公共场所。保持居室空气清新,室内可安装空气净化器。

(4)防止呼吸肌疲劳:坚持进行呼吸锻炼。

(5)稳定情绪:一旦哮喘发作,应控制情绪,保持镇静,及时吸入支气管扩张气雾剂。

(6)家庭氧疗:又称缓解期氧疗,对于患者的病情控制、存活期的延长和生活质量的提高有着重要意义。家庭氧疗时应注意氧流量的调节,严禁烟火,防止火灾。

(7)缓解期处理:哮喘缓解期的防治非常重要,对于防止哮喘发作及恶化,维持正常肺功能,提高生活质量,保持正常活动量等均具有重要意义。哮喘缓解期患者,应坚持吸入糖皮质激素,可有效控制哮喘发作,吸入色甘酸钠和口服酮替酚亦有一定的预防哮喘发作的作用。

二、慢性阻塞性肺疾病(COPD)

(一)护理评估

1. 病因及发病机制

确切的病因不清,可能与下列因素有关。

(1)吸烟:吸烟是最危险的因素。国内外的研究均证明,吸烟与慢支的发生有密切关系,吸烟者慢性支气管炎的患病率比不吸烟者高 2~8 倍,吸烟时间愈长、量愈大,COPD 患病率愈高。烟草中的多种有害化学成分,可损伤气道上皮细胞,使巨噬细胞吞噬功能降低和纤毛运动减退;黏液分泌增加,使气道净化能力减弱;支气管黏膜充血水肿、黏液积聚,而易引起感染。慢性炎症及吸烟刺激黏膜下感受器,引起支气管平滑肌收缩,气流受限。烟草、烟雾还可使氧自由基增多,诱导中性粒细胞释放蛋白酶,抑制抗蛋白酶系统,使肺弹力纤维受到破坏,诱发肺气肿形成。

(2)职业性粉尘和化学物质:职业性粉尘及化学物质,如烟雾、过敏原、工业废气及室内污染空气等,浓度过大或接触时间过长,均可导致与吸烟无关的 COPD。

(3)空气污染:大气污染中的有害气体(如二氧化硫、二氧化氮、氯气等)可损伤气道黏膜,并有细胞毒作用,使纤毛清除功能下降,黏液分泌增多,为细菌感染创造条件。

(4)感染:感染是 COPD 发生发展的重要因素之一。长期、反复感染可破坏气道正常的防御功能,损伤细支气管和肺泡。主要病毒为流感病毒、鼻病毒和呼吸道合胞病毒等;细菌感染以肺炎链球菌、流感嗜血杆菌、卡他莫拉菌及葡萄球菌为多见,支原体感染也是重要因素之一。

(5)蛋白酶-抗蛋白酶失衡:蛋白酶对组织有损伤和破坏作用;抗蛋白酶对弹性蛋白酶等多种蛋白酶有抑制功能。在正常情况下,弹性蛋白酶与其抑制因子处于平衡状态。其中 α_1-抗胰蛋白酶(α_1-AT)是活性最强的一种。蛋白酶增多和抗蛋白酶不足均可导致组织结构破坏产生肺气肿。

(6)其他:机体内在因素如呼吸道防御功能及免疫功能降低、自主神经功能失调、营养、气温的突变等都可能参与 COPD 的发生、发展。

2. 病理生理

COPD 的病理改变主要为慢性支气管炎和肺气肿的病理改变。COPD 对呼吸功能的影响,早期病变仅局限于细小气道,表现为闭合容积增大。病变侵入大气道时,肺通气功能明显障碍;随肺气肿的日益加重,大量肺泡周围的毛细血管受膨胀的肺泡挤压而退化,使毛细血管大量减少,肺泡间的血流量减少,导致通气与血流比例失调,使换气功能障碍。由通气和换气功能障碍引起缺氧和二氧化碳潴留,进而发展为呼吸衰竭。

3. 健康史

询问患者是否存在引起慢支的各种因素如感染、吸烟、大气污染、职业性粉尘和有害气体的长期吸入、过敏等;是否有呼吸道防御功能及免疫功能降低、自主神经功能失调等。

4. 身体状况

(1)主要症状

1)慢性咳嗽:晨间起床时咳嗽明显,白天较轻,睡眠时有阵咳或排痰。随病程发展可终身不愈。

2)咳痰:一般为白色黏液或浆液性泡沫痰,偶可带血丝,清晨排痰较多。急性发作伴有细菌感染时,痰量增多,可有脓性痰。

3)气短或呼吸困难:早期仅在体力劳动或上楼等活动时出现,随着病情发展逐渐加重,日常活动甚至休息时也感到气短。是 COPD 的标志性症状。

4)喘息和胸闷:重度患者或急性加重时出现喘息,甚至静息状态下也感气促。

5)其他:晚期患者有体重下降,食欲减退等全身症状。

(2)护理体检:早期可无异常,随疾病进展慢性支气管炎病例可闻及干啰音或少量湿啰音。有喘息症状者可在小范围内出现轻度哮鸣音。肺气肿早期体征不明显,随疾病进展出现桶状胸,呼吸活动减弱,触觉语颤减弱或消失;叩诊呈过清音,心浊音界缩小或不易叩出,肺下界和肝浊音界下移,听诊心音遥远,两肺呼吸音普遍减弱,呼气延长,并发感染时,可闻及湿啰音。

(3)COPD 严重程度分级:根据第一秒用力呼气容积占用力肺活量的百分比($FEV_1/FVC\%$)、第一秒用力呼气容积占预计值百分比($FEV_1\%$预计值)和症状,对 COPD 的严重程度做出分级。

Ⅰ级:轻度,$FEV_1/FVC<70\%$、$FEV_1\geqslant80\%$预计值,有或无慢性咳嗽、咳痰症状。

Ⅱ级:中度,$FEV_1/FVC<70\%$、50%预计值$\leqslant FEV_1<80\%$预计值,有或无慢性咳嗽、咳痰痒状。

Ⅲ级:重度,$FEV_1/FVC<70\%$、30%预计值$\leqslant FEV_1<50\%$预计值,有或无慢性咳嗽、咳痰症状。

Ⅳ级:极重度,$FEV_1/FVC<70\%$、$FEV_1<30\%$预计值或 $FEV_1<50\%$预计值,伴慢性呼吸衰竭。

(4)COPD 病程分期:COPD 按病程可分为急性加重期和稳定期,前者指在短期内咳嗽、咳痰、气短和(或)喘息加重,脓痰量增多,可伴发热等症状;稳定期指咳嗽、咳痰、气短症状稳定或轻微。

(5)并发症:COPD可并发慢性呼吸衰竭、自发性气胸、慢性肺源性心脏病。

(二)主要护理诊断及医护合作性问题

1. 气体交换受损

气体交换受损与气道阻塞、通气不足、呼吸肌疲劳、分泌物过多和肺泡呼吸有关。

2. 清理呼吸道无效

清理呼吸道无效与分泌物增多而黏稠、气道湿度减低和无效咳嗽有关。

3. 低效性呼吸型态

低效性呼吸型态与气道阻塞、膈肌变平,以及能量不足有关。

4. 活动无耐力

活动无耐力与疲劳、呼吸困难、氧供与氧耗失衡有关。

5. 营养失调,低于机体需要量

营养失调,低于机体需要量与食欲降低、摄入减少、腹胀、呼吸困难、痰液增多有关。

6. 焦虑

焦虑与健康状况的改变、病情危重、经济状况有关。

(三)护理目标

患者痰能咳出,喘息缓解;活动耐力增强;营养得到改善;焦虑减轻。

(四)护理措施

1. 一般护理

(1)休息和活动:患者采取舒适的体位,晚期患者宜采取身体前倾位,使辅助呼吸肌参与呼吸。发热、咳喘时应卧床休息,视病情安排适当的活动量,活动以不感到疲劳、不加重症状为宜。室内保持合适的温湿度,冬季注意保暖,避免直接吸入冷空气。

(2)饮食护理:呼吸功的增加可使热量和蛋白质消耗增多,导致营养不良。应制订出高热量、高蛋白、高维生素的饮食计划。正餐进食量不足时,应安排少量多餐,避免餐前和进餐时过多饮水。餐后避免平卧,有利于消化。为减少呼吸困难,保存能量,患者饭前至少休息30min。每日正餐应安排在患者最饥饿、休息最好的时间。指导患者采用缩唇呼吸和腹式呼吸减轻呼吸困难。为促进食欲,给患者提供舒适的就餐环境和喜爱的食物,餐前及咳痰后漱口,保持口腔清洁;腹胀的患者应进软食,细嚼慢咽。避免进食产气的食物,如汽水、啤酒、豆类、马铃薯和胡萝卜等;避免易引起便秘的食物,如油煎食物、干果、坚果等。如果患者通过进食不能吸收足够的营养,可应用管喂饮食或全胃肠外营养。

2. 病情观察

观察咳嗽、咳痰的情况,痰液的颜色、量及性状,咳痰是否顺畅;呼吸困难的程度,能否平卧,与活动的关系,有无进行性加重;患者的营养状况、肺部体征,以及有无慢性呼吸衰竭、自发性气胸、慢性肺源性心脏病等并发症产生。监测动脉血气分析和水、电解质、酸碱平衡情况。

3. 氧疗的护理

呼吸困难伴低氧血症者,遵医嘱给予氧疗。一般采用鼻导管持续低流量吸氧,氧流量

1～2L/min。对 COPD 慢性呼吸衰竭者提倡进行长期家庭氧疗(LTOT)。LTOT 为持续低流量吸氧,它能改变疾病的自然病程,改善生活质量。LTOT 是指一昼夜吸入低浓度氧 15h以上,并持续较长时间,使 $PaO_2 \geqslant 60mmHg(7.99kPa)$,或 SaO_2 升至 90% 的一种氧疗方法。LTOT 指征:$PaO_2 \leqslant 55mmHg$ (7.33kPa) 或 $SaO_2 < 88\%$,有 或 没 有 高 碳 酸 血 症。PaO_2 55～60mmHg(7.99～7.33kPa)或 $SaO_2 < 88\%$,并有肺动脉高压、心力衰竭所致的水肿或红细胞增多症(血细胞比容 > 0.55)。LTOT 对血流动力学、运动耐力、肺生理和精神状态均会产生有益的影响,从而提高 COPD 患者的生活质量和生存率。

COPD 患者因长期二氧化碳潴留,主要靠缺氧刺激呼吸中枢,如果吸入高浓度的氧,反而会导致呼吸频率和幅度降低,引起二氧化碳潴留。而持续低流量吸氧维持 $PaO_2 > 60mmHg(7.99kPa)$,既能改善组织缺氧,也可防止因缺氧状态解除而抑制呼吸中枢。护理人员应密切注意患者吸氧后的变化,如观察患者的意识状态、呼吸的频率及幅度、有无窒息或呼吸停止和动脉血气复查结果。氧疗有效指标:患者呼吸困难减轻、呼吸频率减慢、发绀减轻、心率减慢、活动耐力增加。

4.用药护理

(1)稳定期治疗用药

1)支气管舒张药:短期应用以缓解症状,长期规律应用预防和减轻症状。常选用肾上腺素受体激动剂、抗胆碱药、氨茶碱或其缓(控)释片。

2)祛痰药:对痰不易咳出者可选用盐酸氨溴索或羧甲司坦。

(2)急性加重期的治疗用药:使用支气管舒张药及对低氧血症者进行吸氧外,应根据病原菌类型及药物敏感情况合理选用抗生素治疗。例如,给予 β 内酰胺类/β 内酰胺酶抑制剂;第二代头孢菌素、大环内酯类或喹诺酮类。如出现持续气道阻塞,可使用糖皮质激素。

(3)遵医嘱用药:遵医嘱应用抗生素,支气管舒张药,祛痰药物,注意观察疗效及不良反应。

第三节 肺脓肿与呼吸衰竭

一、肺脓肿

肺脓肿(lung abscess)是由多种病原菌引起肺实质坏死的肺部化脓性感染。早期为肺组织的化脓性炎症,继而坏死、液化,由肉芽组织包绕形成脓肿。高热、咳嗽和咳大量脓臭痰为其临床特征。本病可见于任何年龄,青壮年男性及年老体弱有基础疾病者多见。自抗生素广泛应用以来,发病率有明显降低。

(一)护理评估

急性肺脓肿的主要病原体是细菌,常为上呼吸道、口腔的定植菌,包括需氧、厌氧和兼性厌氧菌。厌氧菌感染占主要地位,较重要的厌氧菌有核粒梭形杆菌、消化球菌等。常见的需氧和兼性厌氧菌为金黄色葡萄球菌、化脓链球菌(A 组溶血性链球菌)、肺炎克雷白杆菌和铜绿假单胞菌等。免疫力低下者,如接受化学治疗、白血病或艾滋病患者,其病原菌也可为真菌。根据不同病因和感染途径,肺脓肿可分为以下三种类型。

1. 吸入性肺脓肿

吸入性肺脓肿是临床上最多见的类型,病原体经口、鼻、咽喉吸入致病,误吸为最主要的发病原因。正常情况下,吸入物可由呼吸道迅速清除,但当由于受凉、劳累等诱因导致全身或局部免疫力下降时;在有意识障碍,如全身麻醉或气管插管、醉酒、脑血管意外时,吸入的病原菌即可致病。此外,也可由上呼吸道的慢性化脓性病灶,如扁桃体炎、鼻窦炎、牙槽脓肿等脓性分泌物经气管被吸入肺内致病。吸入性肺脓肿发病部位与解剖结构有关,常为单发性,由于右主支气管较陡直,且管径较粗大,因而右侧多发。病原体多为厌氧菌。

2. 继发性肺脓肿

继发性肺脓肿可继发于以下情况。

(1)某些肺部疾病,如细菌性肺炎、支气管扩张、空洞型肺结核、支气管肺癌、支气管囊肿等感染。

(2)支气管异物堵塞也是肺脓肿,尤其是小儿肺脓肿发生的重要因素。

(3)邻近器官的化脓性病变蔓延至肺,如食管穿孔感染、膈下脓肿、肾周围脓肿及脊柱脓肿等波及肺组织引起肺脓肿。阿米巴肝脓肿可穿破膈肌至右肺下叶,形成阿米巴肺脓肿。

3. 血源性肺脓肿

因皮肤外伤感染、痈、疖、骨髓炎、静脉吸毒、感染性心内膜炎等肺外感染病灶的细菌或脓毒性栓子经血行播散至肺部引起小血管栓塞,产生化脓性炎症、组织坏死,导致肺脓肿。金黄色葡萄球菌、表皮葡萄球菌及链球菌为常见致病菌。

(二)主要护理诊断及医护合作性问题

1. 体温过高

与肺组织炎症性坏死有关。

2. 清理呼吸道无效

与脓痰聚积有关。

3. 营养失调,低于机体需要量

与肺部感染导致机体消耗增加有关。

4. 气体交换受损

与气道内痰液积聚、肺部感染有关。

5. 潜在并发症

咯血、窒息、脓气胸、支气管胸膜瘘。

(三)护理目标

体温降至正常,营养改善,呼吸系统症状减轻或消失,未发生并发症。

(四)护理措施

1. 一般护理

保持室内空气流通、适宜温湿度、阳光充足。晨起、饭后、体位引流后及睡前协助患者漱口,做好口腔护理。鼓励患者多饮水,进食高热量、高蛋白、高维生素等营养丰富的食物。

2. 用药及体位引流护理

肺脓肿治疗原则是抗生素治疗和痰液引流。

(1)抗生素治疗:吸入性肺脓肿一般选用青霉素,对青霉素过敏或不敏感者可用林可霉素、克林霉素或甲硝唑等药物。开始给药采用静脉滴注,体温通常在治疗后 3～10 天降至正常,然后改为肌内注射或口服。如抗生素有效,宜持续 8～12 周,直至胸片上空洞和炎症完全消失,或仅有少量稳定的残留纤维化。若疗效不佳,要注意根据细菌培养和药物敏感试验结果选用有效抗菌药物。遵医嘱使用抗生素、祛痰药、支气管扩张剂等药物,注意观察疗效及不良反应。

(2)痰液引流:痰液引流可缩短病程,提高疗效。无大咯血、中毒症状轻者可进行体位引流排痰,每日 2～3 次,每次 10～15min。痰黏稠者可用祛痰药、支气管扩张药或生理盐水雾化吸入以利脓液引流。有条件应尽早应用纤维支气管镜冲洗及吸引治疗,脓腔内还可注入抗生素,加强局部治疗。

(3)手术治疗:内科积极治疗 3 个月以上效果不好,或有并发症,可考虑手术治疗。

3.心理护理

向患者及家属及时介绍病情,解释各种症状和不适的原因,说明各项诊疗、护理操作目的、操作程序和配合要点。由于疾病带来口腔脓臭气味使患者害怕与人接近,在帮助患者口腔护理的同时消除患者的紧张心理。主动关心并询问患者的需要,使患者增加治疗的依从性和信心,指导患者正确对待本病,使其勇于说出内心感受,并积极进行疏导。教育患者家属配合医护人员做好患者的心理指导,使患者树立治愈疾病的信心,以促进疾病早日康复。

二、呼吸衰竭

呼吸衰竭(respiratory failure,简称呼衰)是指各种原因引起的肺通气和(或)换气功能严重障碍,以致不能进行有效的气体交换,导致缺氧(或不伴)二氧化碳潴留,从而引起一系列生理功能和代谢紊乱的临床综合征。临床表现特点为呼吸困难、发绀及多脏器功能紊乱。动脉血气分析可作为诊断的依据,即在海平面标准大气压、静息状态、呼吸空气条件下,排除心内解剖分流和原发心排血量降低等情况后,动脉血氧分压(PaO_2)低于 8.0kPa(60mmHg),或伴有二氧化碳分压($PaCO_2$)高于 6.67kPa(50mmHg),即为呼吸衰竭。

按动脉血气分析结果,分为 I 型呼衰和 II 型呼衰。I 型呼衰仅有缺 O_2,不伴有 CO_2 潴留,即 $PaO_2 < 8.0$kPa(60mmHg)、$PaCO_2$ 降低或正常,见于换气功能障碍的患者。II 型呼衰既有缺 O_2,又有 CO_2 潴留,即 $PaO_2 < 8.0$kPa(60mmHg)、$PaCO_2 > 6.67$kPa(50mmHg),系肺泡通气不足所致。

按疾病发生的急缓,分为急性呼衰和慢性呼衰。急性呼衰是指呼吸功能原来正常,由于突发因素的发生和发展,引起通气或换气功能严重损害,在短时间内引起呼衰。慢性呼衰多发生于一些慢性疾病,主要是在呼吸和神经肌肉系统疾病的基础上,导致呼吸功能损害逐渐加重,经过较长时间才发展为呼衰。慢性呼衰早期若机体可通过代偿适应,仍能从事个人日常生活活动,称为代偿性慢性呼吸衰竭;若并发呼吸道感染等原因进一步加重呼吸功能负担,出现严重缺氧、二氧化碳潴留和酸中毒等临床表现时,则称为失代偿性慢性呼吸衰竭。临床上以慢性呼吸衰竭较为常见。

(一)慢性呼吸衰竭病因

引起呼吸衰竭的病因很多,在我国以支气管-肺组织疾病引起者最为常见。

1. 呼吸系统疾病

包括呼吸道疾病,如慢性阻塞性肺病、支气管哮喘等;肺组织病变,如重症肺结核、肺间质纤维化、尘肺、肺部感染等;胸廓病变,如胸廓畸形、胸部手术、外伤、广泛胸膜增厚、气胸和大量胸腔积液等;肺血管疾病亦可导致慢性呼吸衰竭。

2. 神经肌肉病变

脑血管疾病、脑外伤、脑炎、多发性神经炎、重症肌无力、药物中毒、电击等抑制呼吸中枢。

（二）发病机制

缺 O_2 和 CO_2 潴留的发生机制主要为肺泡通气不足、通气/血流比例失调和弥散障碍。

1. 肺泡通气不足

呼吸驱动力减弱,生理死腔增加,气道阻力增加均可导致通气不足。肺泡通气量减少,肺泡氧分压下降,二氧化碳分压上升,引起缺 O_2 和 CO_2 潴留。

2. 通气/血流比例失调

是低氧血症最常见的原因。正常每分钟肺泡通气量（V）为 4L,肺毛细血管血流量（Q）为 5L,两者之比（V/Q）在正常情况下应保持在 0.8,才能保证有效的气体交换。若 V/Q>0.8,表明通气过剩,血流不足,部分肺泡未能与血液进行充分的气体交换,致使无效腔增大,即无效腔效应;若 V/Q<0.8,则表明通气不足,血流过剩,部分血液流经通气不良的肺泡,不能充分氧合,形成肺动-静脉样分流。通气/血流比例失调通常只引起缺 O_2,而无 CO_2 潴留。

3. 弥散障碍

肺内气体交换是通过弥散过程来实现的。弥散过程受多种因素影响,如弥散面积、肺泡膜的厚度、气体的弥散能力、气体分压差等。氧的弥散能力仅为 CO_2 的 1/20,故弥散障碍主要影响氧的交换,通常以低氧为主。

（三）常用护理诊断

1. 低效性呼吸形态

与肺的顺应性降低,呼吸道阻塞,不能自主呼吸有关。

2. 气体交换受损

与肺气肿引起的肺顺应性降低、呼吸肌无力、气道分泌物过多,不能维持自主呼吸有关。

3. 清理呼吸道无效

与呼吸道感染或阻塞、呼吸肌无力及无效咳嗽有关。

4. 潜在并发症

体液失衡、消化道出血、休克等。

（四）护理措施

1. 一般护理

(1)休息与环境:协助患者取半卧位或端坐位,有利于增加通气量。注意室内空气清新、温暖,定时消毒,防止交叉感染。指导稳定期患者进行呼吸功能训练,以增加肺的有效通气量,改善呼吸功能。

(2)饮食护理:患者因摄入热量不足和呼吸频率增加、发热等因素,导致能量消耗增加,降低机体免疫功能。抢救时应尽可能经肠外途径补充营养,常规给鼻饲高蛋白、高脂肪和低碳水化合物,以及多种维生素和微量元素的饮食,必要时给予静脉高营养治疗,以补充每日消耗的热量。病情稳定后,鼓励患者经口进食。

(3)保持气道通畅:清除口咽部分泌物或胃内反流物,预防呕吐物反流入气管。鼓励患者多饮水和用力咳嗽排痰;对咳嗽无力者应定时帮助翻身、拍背,边拍边鼓励排痰。可遵医嘱给予口服祛痰剂,无效时采用雾化吸入的方法以湿化气道。对昏迷患者则定时使用无菌多孔导管吸痰,以保持呼吸道通畅。

(4)安全防护:因患者常有烦躁、抽搐、神志恍惚等现象,故应加强安全防范措施,如加床栏等,以防受伤。

(5)预防感染:在实施氧疗、气管插管、气管切开、建立人工气道进行机械通气的过程中,必须注意无菌操作,并注意保暖和口腔清洁,以防呼吸道感染。

2. 用药护理

使用呼吸兴奋剂时要保持呼吸道通畅,适当提高吸氧浓度,静脉滴注时速度不宜过快,注意观察神志,以及呼吸频率、幅度的变化。尼可刹米是目前常用的呼吸中枢兴奋剂,应用时要密切观察患者的睫毛反应、神志改变,以及呼吸频率、幅度和节律,复查动脉血气,以便调节剂量。若出现恶心、呕吐、烦躁、面色潮红、皮肤瘙痒、肌肉颤动等现象,应减慢滴速并及时通知医生减量;若经4～12h未见效,或出现严重肌肉抽搐反应,应立即停药,必要时改换机械通气支持。

Ⅱ型呼衰患者常因呼吸困难、咳嗽、咳痰,或缺 O_2、CO_2 潴留,引起烦躁不安、失眠,护士在执行医嘱时应结合临床表现认真判断,禁用对呼吸有抑制作用的药物(如吗啡等),慎用其他镇静剂(如地西泮等),以防止发生呼吸抑制。

3. 心理护理

护士在解除患者疾苦的同时,要多了解和关心患者,特别是建立人工气道和使用呼吸机治疗的患者,应经常做床旁巡视、照料,通过语言或非语言交流抚慰患者,在采用各项医疗护理措施前,应向患者做简要说明,并以同情、关切的态度和有条不紊的工作作风给患者以安全感,取得患者信任和合作。

第四节　胸腔积液

一、疾病概述

(一)概念和特点

胸膜腔内液体简称胸液,其形成与吸收处于动态平衡状态,正常情况下胸膜腔内仅有13～15ml的微量液体,在呼吸运动时起润滑作用。任何原因使胸液形成过多或吸收过少时,均可导致胸液异常积聚,称为胸腔积液,简称胸水。胸腔积液可以根据其发生机制和化学成分不同分为漏出液、渗出液、血液(称为血胸)、脓液(称为脓胸)和乳糜液。

(二)相关病理生理

胸液的形成主要取决于壁层和脏层毛细血管与胸膜腔内的压力梯度,有两种方向相反的压力促使液体的移动,即流体静水压和胶体渗透压。胸膜腔内液体自毛细血管的静脉端再吸收,其余的液体由淋巴系统回收至血液,滤过与吸收处于动态平衡。许多肺、胸膜和肺外疾病破坏了此种动态平衡,致使胸膜腔内液体形成过快或吸收过缓,从而导致液体不正常地积聚在胸膜腔内引起胸腔积液。

二、护理评估

(一)一般评估

1. 患者主诉

有无胸闷、气促、咳嗽、咳痰、疲倦、乏力等症状。

2. 生命体征

体温正常或偏高,结核性胸膜炎患者可为午后潮热,脓胸患者体温可为高热。

3. 通气功能

严密监测呼吸的形态、频率、节律、深浅和音响,观察患者的痰液情况和排痰能力。观察患者意识状态、皮肤黏膜的颜色、血氧饱和度的变化,判断呼吸困难的程度。患者呼吸可正常或增快,大量积液或感染严重时可伴随不同程度的呼吸困难和发绀。

4. 疼痛情况

观察患者体位,疼痛的部位、范围、性质、程度、持续时间、伴随的症状和影响因素等。

5. 其他

血气分析、血氧饱和度、体重、体位、出入量等记录结果。

(二)身体评估

1. 头颈部

有无心慌气促、鼻翼扇动、口唇发绀等呼吸困难和缺氧的体征;患者的意识状态,呼吸方式;有无急性面容。

2. 胸部

判断患者有无被迫体位;检查胸廓的弹性,两肺呼吸运动是否一致,有无胸廓的挤压痛,是否存在气管、纵隔向健侧移位。病变部位叩诊呈浊音。积液区呼吸音减弱或消失,可闻及胸膜摩擦音。

3. 其他

重点观察胸腔引流液的量、颜色、性质、气味和与体位的关系,记录 24 小时胸腔引流液排出量。

(三)心理-社会评估

询问健康史、发病原因、病程进展时间,以及以往所患疾病对胸腔积液的影响,评估患者对胸部疼痛的控制能力、疲劳程度和应激水平。

(四)辅助检查阳性结果评估

血氧饱和度的数值;血气分析结果报告;组织灌注情况;胸腔积液生化检查结果;胸部 CT 检查明确的病变部位。

(五)常用药物治疗效果的评估

1. 抗结核药物

严密观察体温、体重的变化;补充 B 族维生素可减轻胃肠道不良反应;注意观察药物的毒性反应,定期检查视力和听力,定期复查肝、肾功能。

2. 糖皮质激素及免疫抑制剂

严密观察患者有无体温过高及上呼吸道、泌尿道、皮肤等继发感染的表现。定期检查肝、肾功能和外周血象,及时发现骨髓抑制这一极为严重的不良反应。

三、主要护理诊断/问题

(一)气体交换受损

与气体交换面积减少有关。

(二)疼痛:胸痛

与胸膜摩擦或胸腔穿刺术有关。

(三)体温过高

与感染有关。

(四)营养失调

低于机体需要量与机体高消耗状态有关。

四、护理措施

(一)环境

提供安全舒适的环境,保持室内空气新鲜流通,维持适宜的温湿度,减少不良刺激。

(二)休息和活动

大量胸腔积液致呼吸困难或发热者,应卧床休息减少氧耗,以减轻呼吸困难症状。按照胸腔积液的部位采取舒适的体位,抬高床头,半卧或患侧卧位,减少胸腔积液对健侧肺的压迫以利呼吸。胸腔积液消失后,患者还需继续休养 2～3 个月,可适当进行户外活动,但要避免剧烈活动。

(三)饮食护理

给予高蛋白质、高热量、高维生素、营养丰富的食物,增强机体抵抗力。大量胸腔积液患者应控制液体入量,保持水、电解质平衡。

(四)促进呼吸功能

1. 保持呼吸道通畅

避免剧烈咳嗽,鼓励患者积极排痰,保持呼吸道通畅。

2. 给氧

大量胸腔积液影响呼吸时,按患者的缺氧情况给予低、中流量持续吸氧(2～4L/min,30%～40%),增加氧气吸入可弥补气体交换面积的不足,改善患者的缺氧状态。

3. 缓解胸痛

胸腔积液患者常有随呼吸运动而加剧的胸痛,为了减轻疼痛,患者常采取浅快的呼吸方式,可导致缺氧加重和肺不张,因此,需协助患者取患侧卧位,必要时用宽胶布固定胸壁,以减少胸廓活动幅度,减轻疼痛,或遵医嘱给予镇痛剂。

4. 呼吸锻炼

胸膜炎患者在恢复期,应每天督导患者进行缓慢的腹式呼吸。经常进行呼吸锻炼可减少胸膜粘连的发生,提高通气量。

（五）病情观察

注意观察患者胸痛及呼吸困难的程度、体温的变化；监测血氧饱和度或动脉血气分析的改变；正确记录每日胸腔引流液的量及性状，必要时留取标本。有呼吸困难者准备好气管插管机械通气、吸痰、吸氧设备。

（六）用药护理

遵医嘱使用抗生素、抗结核药物、糖皮质激素，指导患者掌握药物的疗效、剂量、用法和不良反应。注意观察抗结核药物的毒性反应，糖皮质激素治疗时停药速度不宜过快，应逐渐减量至停用，避免出现反跳现象。

（七）胸腔闭式引流的护理

胸腔引流管是指放置在胸膜腔用于排出胸腔内积气或积液的管道。留置胸腔引流管可达到重建胸腔负压，维持纵隔的正常位置，平衡两侧胸腔压力，促使患侧肺复张，防止感染的作用。胸腔闭式引流是胸腔内插入引流管，管下端连接至引流瓶水中，维持引流单一方向，避免逆流，以重建胸腔负压。引流液体时，选腋中线和腋后线之间的第 6～8 肋间；引流气体时，一般选锁骨中线第 2 肋间或腋中线第 3 肋间插管。

1. 体位

胸腔闭式引流术后常置患者于半卧位，以利呼吸和引流。鼓励患者进行有效咳嗽和深呼吸运动，利于积液排出，恢复胸膜腔负压，使肺扩张。

2. 保持胸腔引流管的无菌

严格执行无菌操作，防止感染。胸壁伤口引流管周围，用油纱布包盖严密，每 48～72 小时更换。管道与水封瓶做好时间、刻度标识，接口处用无菌纱布包裹，并保持干净，每日更换。

3. 保持管道的密闭性和有效固定

确认整个引流装置固定妥当、连接紧密，水封瓶长管应浸入水中 3～4cm，并确保引流瓶保持直立状态。运送患者或更换引流瓶时必须用两把钳双向夹闭管道，防止气体进入胸膜腔。若引流管从胸腔滑脱，应迅速用无菌敷料堵塞、包扎胸壁引流管处伤口。

4. 维持引流通畅

注意检查引流管是否受压、折曲、阻塞、漏气等，通过观察引流液的情况和水柱波动来判断引流是否通畅，一般水柱上下波动在 4～6 厘米。定期以离心方向挤捏引流管，以免管口被血凝块堵塞。若患者出现胸闷气促、气管向健侧偏移等肺受压的症状，应疑为引流管被血块堵塞，需设法挤捏或使用负压间断抽吸引流管的短管，促使其通畅，并通知医生。

5. 观察记录

观察引流液的量、颜色、性状、水柱波动范围，并准确记录。

6. 拔管

24 小时引流液小于 50ml，脓液小于 10ml，无气体溢出，患者无呼吸困难，听诊呼吸音恢复，X 线检查肺膨胀良好，即可拔管。拔管后应观察患者有无胸闷、呼吸困难、切口漏气、渗液、出血、皮下气肿等症状。

（八）心理护理

耐心向患者解释病情，消除悲观、焦虑不安的情绪，配合治疗。教会患者调整自己的情绪和行为，指导使用各种放松技巧，采取减轻疼痛的合适体位。

第三章　循环系统疾病护理

第一节　心力衰竭

心力衰竭(heart failure)是由于心脏收缩功能及(或)舒张功能障碍,不能将静脉回心血量充分排出心脏,造成静脉系统淤血及动脉系统血液灌注不足而出现的综合征。此综合征集中表现为肺淤血和(或)腔静脉淤血。多数心力衰竭病例的心排出量,无论是绝对或相对数值均有降低,称为低排血量型;少数病例的心排血量数值虽比正常人的高,但仍不能满足组织的需要,称为高排血量型。慢性心力衰竭的代偿期和失代偿期大多有各器官组织充血(或淤血)表现,通常称为充血性心力衰竭。

一、病因及发病机制

(一)病因

1. 心肌损伤

任何大面积(大于心室面积的 40%)的心肌损伤都会导致心脏收缩和(或)舒张功能的障碍。

2. 心脏负荷过重

压力负荷(后负荷)过重,心排血阻力增大,心排出量降低,心室收缩期负荷过度,引起心室肥厚性心力衰竭;容量负荷(前负荷)过重,心脏舒张期容量增大,心排出量减少,引起心室扩张性心力衰竭。

3. 机械障碍

腱索或乳头肌断裂,心室间隔穿孔,心脏瓣膜严重狭窄或关闭不全等引起的心脏机械功能衰退,导致心力衰竭。

4. 心脏负荷不足

如缩窄性心包炎、大量心包积液、限制型心肌病等,使静脉血液回心受限,因而心室心房充盈不足,腔静脉及门脉系统淤血,心排出量减少。

5. 血液循环容量过多

如静脉过多过快输液,尤其在无尿、少尿时超量输液,急性或慢性肾炎引起高度水钠潴留,高度水肿等,均引起血循环容量急剧膨胀而致心力衰竭。

(二)发病机制

心脏的代偿机制使正常心脏有比较充足的储备能力,以适应一般生活需要所增加的心脏负担。当心功能减退、心排血量降低不足以供应机体需要时,机体将同时通过神经、体液等机制进行调整,力争恢复心排血量。

根据心脏代偿功能发挥的情况及失代偿的程度,可将心力衰竭分为三度,或心功能四级。

Ⅰ级(心功能代偿期):有心脏病的客观证据,而无呼吸困难、心悸、水肿等症状;Ⅱ级(心力衰竭一度):日常劳动并无异常感觉,但稍重劳动即有心悸、气急等症状;Ⅲ级(心力衰竭二度):普通劳动亦有症状,但休息时消失;Ⅳ级(心力衰竭三度):休息时也有明显症状,甚至卧床仍有症状。

二、护理

(一)休息

休息可减少全身肌肉活动,减少氧的消耗,减少静脉回心血量及减慢心率,从而减轻心脏负担。根据患者病情适当安排其生活和劳动,可以尽量减轻心脏负荷。对于轻度心力衰竭患者,可仅限制其体力活动,并规定充分的午睡时间或较正常人多一些夜间睡眠时间。较重的心力衰竭患者均应卧床休息,并尽可能使卧床休息患者的体位舒适。当心力衰竭表现有明显改善时,应尽快允许和鼓励患者逐渐恢复体力活动,恢复体力活动的速度和程度视患者心力衰竭的严重程度和发作时间的长短及患者对治疗的反应等而定。如心功能已完全恢复正常或接近正常,则每日可做轻度的体力活动。

(二)饮食

应少量多餐,给予低热量、多维生素、易消化食物,避免因过饱而加重心脏负担。目前由于利尿药应用方便,对钠盐限制不必过于严格,一般轻度心力衰竭患者每日摄入食盐 5g 左右(正常人每日摄入食盐 10g 左右),中度心力衰竭患者给予无盐饮食(含钠 2~4g),重度心力衰竭患者给予低钠饮食。如果经一般限盐、利尿,病情未能很好控制者,则应进一步严格限盐,摄入量不超过 1g。饮水量一般不加限制,仅在并发稀释性低钠血症者,限制每日入水量 500ml 左右。

(三)药物观察与护理

1. 洋地黄

洋地黄类药物用量的个体差异大,且治疗剂量与中毒剂量较接近,故用药期间需要密切观察洋地黄的毒性反应。

2. 洋地黄毒性反应

(1)消化道反应:食欲缺乏、恶心、呕吐、腹泻等。

(2)神经系统反应:头痛、头晕、眩晕、视觉改变(黄视或绿视)。

(3)心脏反应:可发生各种心律失常。常见的心律失常类型为室性期前收缩,尤其是呈二联、三联或呈多源性者。其他有房性心动过速伴有房室传导阻滞、交界性心动过速、各种不同程度的房室传导阻滞、室性心动过速、心房纤维颤动等。

(4)血清洋地黄含量:放射性核素免疫法测定血清地高辛含量低于 2.0mg/ml,或洋地黄毒苷低于 20mg/ml 为安全剂量。中毒者多数大于以上浓度。

3. 使用洋地黄类药物时注意事项

(1)服药前要先了解病史,如询问已用洋地黄情况,利尿及电解质浓度如何,如果存在低钾、低镁易诱发洋地黄中毒。

(2)心力衰竭反复发作、严重缺氧、心脏明显扩大的患者对洋地黄药物耐受性差,宜小剂量使用。

（3）询问有无合并使用增加或降低洋地黄敏感性的药物，如普萘洛尔、利舍平、利尿药、抗甲状腺药物、维拉帕米、胺碘酮、肾上腺素等可增加洋地黄敏感性，而考来烯胺、抗酸药物、降胆固醇药及巴比妥类药则可降低洋地黄敏感性。

（4）了解肝、肾功能：地高辛主要自肾排泄，肾功能不全者宜减少用量；洋地黄毒苷经肝代谢，胆道排泄，部分转化为地高辛。

（5）密切观察洋地黄毒性反应：静脉给药时应用 5％～20％的葡萄糖注射液稀释，混匀后缓慢静脉注射，一般不少于 10～15 分钟，用药时注意听诊心率及节律的变化。

4. 利尿药

应用利尿药后要密切观察尿量，每日测体重，准确记录 24 小时液体出入量。大量利尿者应测血压、脉搏和抽血查电解质，观察有无利尿过度引起的脱水、低血容量和电解质紊乱的表现，尤其是应用排钾利尿剂后有无乏力、恶心、呕吐、腹胀等低钾表现，对于利尿反应差者，应找出利尿不佳的原因，如了解肾功能情况，是否存在低血压、低血钾、低血镁或稀释性低钠血症，用药是否合理等。

5. 扩血管药物

在开始使用血管扩张药时，要密切观察病情和用药前后血压、心率的变化，慎防血管扩张过度、心脏充盈不足、血压下降、心率加快等不良反应。用血管扩张药，应注意从小剂量开始，用药前后对比心率、血压变化情况或床边监测血流动力学。根据具体情况，每 5～10 分钟测血压 1 次，若用药后血压较用药前降低 1.33～2.66kPa，应谨慎调整药物浓度或停用。

（四）急性肺水肿的护理

使患者取坐位或半卧位，两腿下垂，减少下肢静脉回流，减少回心血量。

立即皮下注射吗啡 10mg 或哌替啶 50～100mg，使患者安静及减轻呼吸困难。但对昏迷、严重休克、呼吸道疾病或痰液极多者忌用，年老、体衰、瘦小者应减量。

改善通气-换气功能。轻度肺水肿早期高流量氧气吸入，开始是每分钟 2～3L，以后逐渐增至每分钟 4～6L，氧气湿化瓶内加 75％乙醇或选用有机硅消泡沫剂，以降低肺泡内泡沫的表面张力，使泡沫破裂，改善通气功能。出现明显肺水肿即应行气管插管进行加压辅助呼吸，改善通气与氧的弥散，减少肺内分流，提高血氧分压。肺水肿基本控制后，可采用呼吸机间歇正压呼吸，如果动脉血氧分压低于 9.31kPa 时，可改为持续正压呼吸。

迅速给予毛花苷 C 0.4mg 或毒毛花苷 K 0.25mg，加入葡萄糖注射液中缓慢静脉注射。

快速利尿，如呋塞米 20～40mg 或依他尼酸钠 25mg 静脉注射。

静脉注射氨茶碱 0.25g，用 50％葡萄糖注射液 20～40ml 稀释后缓慢注入，以减轻支气管痉挛，增加心肌收缩力和尿排出。

氢化可的松 100～200mg 或地塞米松 10mg 溶于葡萄糖注射液中静脉注射。

第二节　心律失常

心律失常是指心脏冲动的频率、节律、起源部位、传导速度与激动次序的异常。按其发生原理，分为冲动形成异常和冲动传导异常两大类。多数心律失常由器质性心脏病所致，另外，劳累、紧张、药物、电解质紊乱、感染、自主神经功能紊乱也会引起心律失常。心悸是心律失常最常见的临床表现,严重者可伴随胸痛、晕厥、抽搐,甚至休克等。心律失常可通过心电图、24小时动态心电图和心电生理检查等确诊。治疗原则包括去除心律失常的诱因和可逆性病因,明确抗心律失常治疗的目标,选择合理的治疗方案。

一、窦性心律失常

窦性心律冲动起源于窦房结。迷走神经兴奋可抑制窦房结的自律性,使其冲动减慢以致暂停;交感神经兴奋则提高窦房结的自律性使心率增快。各种体液因素如脑垂体、肾上腺、甲状腺等激素,钾、钠、钙、镁等电解质,以及氧与二氧化碳张力、氢离子浓度等,都对心脏活动起着调节作用。正常窦性节律比较匀齐,成人一般为 60～100 次/分,婴幼儿较快,130～150 次/分。

二、房性心律失常

(一)房性期前收缩

房性期前收缩很常见,可发生于正常人,也可能是各种临床情况的反应,如肺部疾病、心肌缺血、感染等。若无症状,房性期前收缩不需要治疗。但有时房性期前收缩是其他房性心律失常的先兆,如心房扑动、心房颤动等。

房性期前收缩的心电图特点如下。

1. 提前出现的 P 波,P′波形态不同于窦性 P 波。

2. P′-R 间期不少于 0.12 秒钟。

3. QRS 波群形态与窦性心律者相似。

4. 期前收缩后往往有个完全性代偿间歇。

(二)心房扑动与心房颤动

二者均为房性快速心律失常,其房性异位激动频率分别达到 250～350 次/分与 350～600次/分。心房颤动远较心房扑动常见,其发生率为(10～20)∶1,两者在病因与发病机制方面密切相关,且可互相转化。

1. 心房颤动

房性异位激动快而不规则,心房肌处于连续而不协调的颤动中,不能进行有效而协调的收缩,失去了辅助心室充盈的作用。对心功能、血流动力学影响及其症状,主要取决于原有心脏病基础和心室率的快慢。早期症状心室率多较快,常在 120～200 次/分,可有心悸、胸闷、晕厥、心绞痛、肺水肿或充血性心力衰竭等表现。病程较久者,尤其老年人常同时合并有房室结病变,房室间传导减少,心室率可接近正常。心脏听诊心律极不规则,心率忽快忽慢,心音强弱不一。体格检查可见脉率低于心率的细脉,体力活动时心率加速,不规则更加明显。

心房颤动的心电图特点如下。

(1)P 波消失,由大小、形态不一,毫无规律的 f 波所取代,其频率在 350～600 次/分。

(2)QRS 波群间距不等,形态与窦性心律相似,伴有室内差异性传导时形态可有变异。

2. 心房扑动

多为阵发性,可历时数分钟、数日或转为心房颤动,少数也可持续数年之久。室率快而不规则时常有心悸、胸闷、眩晕等,室率慢而规则时可无症状。通常心房率为 250～350 次/分,快而规则。多按 2∶1、3∶1 或 4∶1 传入心室,以 2∶1 传导最为常见,心室率仍在 150 次/分左右。若为 3∶1 或 4∶1 房室传导,心室率则为 70～100 次/分,听诊可被误认为正常窦性心律;若房室传导比例不固定,也可被误认为心房颤动。

心房扑动的心电图特点如下。

(1)P 波消失,代以形态、间距及振幅均绝对规整呈锯齿样的 F 波,F 波间无等电位线,其频率为 250～350 次/分。

(2)QRS 波群形态多与窦性心律时类似,也可有室内差异性传导。

(3)房室传导比例多为 2∶1、3∶1 或 4∶1,有时传导比例不固定,则心室律也不规则。

3. 治疗与护理措施

准确识别心电图,分清心房颤动和心房扑动,同时观察患者的心律、心率与脉搏,确定有无短细脉,了解患者心房颤动发作的性质是阵发性还是持续性的。

心房颤动发作时,患者宜安静休息,必要时给予镇静、吸氧。对发作短暂、无明显症状者可不予处理,但应定期随访。

心房颤动发作的主要处理是控制心室率。一般选用洋地黄制剂来增加心肌收缩力,减慢心室率,改善全身血液供应。

药物复律,主要用奎尼丁。用法为第 1 日每次 0.2g,每 2 小时 1 次,连服 5 次;如已转复,每日用 2 次或 3 次维持疗效即可。如未奏效,又无明显毒性反应,可加大剂量。由于奎尼丁的安全范围小、不良反应多,且个体差异大,患者必须住院,在严密的护理与心电图监测下才能服用。服药安排在白天,每次给药前后均应记录患者的血压、心率与心律的变化。若有血压下降,要防止发生奎尼丁晕厥;若 QRS 波群增宽超过 25% 提示接近中毒,若超过 50% 则肯定为奎尼丁中毒。阵发性房颤应用胺碘酮效果更佳。

药物复律无效者可选用同步直流电复律。

心房扑动无症状者可以不予治疗。伴有心功能不全且持续时间较长的患者,应当吸氧,建立通畅的静脉通路,控制液体入量,接受同步电复律治疗,电击能量 50J,其成功率在 90% 以上。

心房颤动或扑动时,房内可形成血栓,血栓脱落可引起动脉栓塞,护理中注意防止脑栓塞和肺栓塞。

三、室性心律失常

(一)室性期前收缩

室性期前收缩是较常见的心律失常之一。随着年龄的增长,发生率有明显增加,而且,室性期前收缩也是很多疾病的临床表现之一。在心肌受到直接的化学或电刺激时,也可以发生室性期前收缩,引起室性期前收缩的几个最常见的因素包括心肌缺血、感染和全身麻醉。个别或偶发的期前收缩多不引起症状,常在体检时偶然发现,在部分比较敏感的患者可有心悸或漏脉搏感。频发期前收缩可使心排血量降低和重要脏器的灌注减少,出现乏力、头晕、胸闷或使原有的心绞痛或心力衰竭症状加重。

室性期前收缩的心电图特点如下。

1. 提前出现的 QRS 波群,其前无相关的 P 波。

2. 提前 QRS 波群宽大畸形,时程常不少于 0.12 秒钟。

3. 有继发性 ST-T 改变。

4. 常有完全性代偿间歇。

治疗与护理时,应注意观察室性期前收缩发生的频率及有无相关诱因。尤其是急性心肌梗死或低钾血症出现的室性期前收缩,应密切观察心电监护,可能是室性心动过速或心室颤动的前奏。嘱患者安静休息,给予高流量的氧气吸入,及时建立静脉通路合理用药。心力衰竭患者的室性期前收缩,若系洋地黄剂量不足引起者,则应酌加洋地黄剂量;反之,对洋地黄本身毒性反应引起的室性期前收缩,则宜用苯妥英钠。而对于频繁的室性期前收缩,则宜用利多卡因。

(二)心室扑动与心室颤动

最严重致命性的异位心律,心室呈快速微弱无效的收缩或心肌进行快速而完全不协调的颤动。心室扑动多为暂时性的,常迅速转为心室颤动,两者对循环功能的影响均相当于心室停搏,常为临终前的表现。发作时患者意识丧失、抽搐,继而呼吸停止,面色发绀或苍白,心音消失,血压、脉搏测不出。

心电图特点如下。

1. 心室扑动为各波不能分辨,代以一系列较为规律、宽大、连续出现振幅较高的波形,向上和向下的波幅相等,频率为 150～300 次/分。

2. 心室颤动为各波消失,代以振幅较低,形态、大小不一,快慢不均的连续波动,频率 250～500 次/分。

四、阵发性心动过速

阵发性心动过速是阵发性快速而规则的异位心律,突然发作、突然中止,发作持续时间长短不一。按异位起搏点的部位分为房性、房室交界区性和室性,前两者难以区分时统称室上性。

室上性者心率常为 160～220 次/分,多见于健康人,由于房室收缩顺序未受明显影响,仅有心悸、恐惧、多尿等轻微症状。如在器质性心脏病基础上,心率超过 200 次/分,持续时间长,可出现晕厥、休克、心绞痛或心力衰竭。室上性心动过速心律绝对规则,心音强度一致,可通过刺激迷走神经的方法来中止发作。室性心动过速多发生在器质性心脏病基础上,房室收缩不协调,可产生严重的血流动力学障碍,出现休克、晕厥等严重表现,心率常为 140～160 次/分,节律可略不规则,刺激迷走神经不能中止发作。

(一)心电图特点

1. 房性心动过速

(1)房率通常为 160～220 次/分,节律整齐。

(2)异位 P 波形态与窦性 P 波不同,常与前面的 T 波重叠,与 QRS 波群有固定关系,P-R 间期正常。

(3)QRS 形态与窦性心律相似。

2. 房室交界区性心动过速

(1)室率通常为 160～220 次/分,节律整齐。

(2)P'波为逆行性,可能在 QRS 波群之前、中或后。

(3)QRS 时间常不超过 0.15 秒钟。

3．室性心动过速

(1)3 个或 3 个以上连续、快速和畸形的 QRS 波群,QRS 时间多于 0.12 秒钟,频率常在 140～200 次/分,节律不十分规整。

(2)窦性 P 波与 QRS 波群无关,往往埋没于 QRS 波群内不易发现。

(3)有时可见心室夺获和心室融合波。

（二）治疗与护理措施

发生在无器质性心脏病患者的短暂室上速可自行恢复,不需特殊处理。

对几分钟内发作仍未停止者,可用刺激迷走神经方法使其终止。护理时要注意心律的变化,如果突发心脏停搏,应立即停止给予肾上腺素或阿托品。常用方法有以下几种:

1．患者深吸气后屏气,再用力做呼气运动。

2．刺激咽部(手指、压舌板)引起恶心、呕吐。

3．按摩颈动脉窦:患者取卧位,头稍向后仰并转向一侧,术者用中间 3 个指头放在甲状软骨上缘水平胸锁乳突肌内缘,向颈椎方向轻轻按压颈动脉窦,每次 10 秒钟以内,休息数分钟后可重复按摩,一般先压右侧,无效再压左侧,切不可同时按摩两侧,有脑血管病史者禁用。

4．压迫眼球:患者平卧,闭目,眼球向下"看",术者用手指压眼眶下方眼球上部,每次 10～30 秒钟,一般先压一侧,不宜同时压两侧,有青光眼者忌用。

药物治疗。伴有低血压的室上速者,可以使用儿茶酚胺类药物,如异丙肾上腺素 1mg,静脉推注;伴有心功能不全的室上速,可以使用各种正性肌力药物,如毛花苷 C0.2～0.8mg 稀释后静脉推注;不伴有器质性心脏病的阵发性室上性心动过速,可首选维拉帕米 5～10mg 稀释后缓慢静脉推注,数分钟内即可起效。合理使用抗心律失常药利多卡因。立即给予利多卡因 50～100mg 静脉注射,如无效在 10～15 分钟后可重复使用,但总量不得超过 300mg。继之以 2mg/ml 或 1mg/ml 的利多卡因静脉滴注维持使用 24～72 小时。

药物难以纠正的室性心动过速,特别是伴有休克或心力衰竭者,应考虑行电击复律,使用功率为 250～300J。

对任何一个室性心动过速的患者,应立即给予高流量吸氧和心电监护;建立通畅的静脉通路,纠正低血压;服用地高辛者应急查血地高辛浓度。

第三节　高血压

高血压按其病因分为原发性与继发性两大类。约 90％的高血压患者还不能找到肯定的病因,称为原发性高血压。另外 10％的患者血压升高是某些疾病的一种表现,即有明确的病,称为继发性高血压或症状性高血压。

一、病因及发病机制

（一）病因

高血压被认为是遗传易感性和环境因素相互作用的结果。一般认为遗传因素约占 40％,

环境因素占 60％。

1. 家族与遗传

高血压具有明显的家族聚集性。据调查,父母无高血压,子女高血压发病概率只有 3.1％;父母一方有高血压,子女发病概率为 28.3％;父母均有高血压,子女发病概率达 46.0％。

2. 膳食

平均摄盐量与人群血压水平和高血压患病率呈正相关。

3. 精神应激

高血压患病率明显与职业有关。凡需要注意力高度集中、过度紧张的脑力劳动(如驾驶员、电报员)患病率较高。

4. 肥胖

体重指数(body mass index,BMI),即体重(kg)/身高^2(m^2),与血压呈显著正相关。BMI 正常值为 20～24,BMI 高于 25 为超重,BMI 高于 30 为肥胖。超重或肥胖是血压升高的重要危险因素,肥胖儿童高血压的患病率是正常体重儿童的 2～3 倍;成人中超过理想体重 20％者患高血压的危险性是体重过低(低于理想体重 10％者)的 8 倍以上。

(二)发病机制

高血压发病机制亦未完全阐明,主要学说如下。

1. 精神原学说

认为机体内、外环境的不良刺激,引起反复的精神紧张和创伤,导致大脑皮质兴奋和抑制过程失调,皮质下血管舒缩中枢形成以血管收缩神经冲动占优势的兴奋灶,引起全身小动脉痉挛、周围阻力增高,因而引起血压升高。

2. 神经元学说

认为周围小动脉是自主神经系统调节血压反射弧的靶器官,当此反射弧出现异常情况,如压力感受器过度敏感,血管收缩传出神经刺激增多,加压激素释出增多,都可使靶器官——周围小动脉痉挛而致血压增高。

3. 肾原学说(肾素-血管紧张素-醛固酮学说)

认为肾脏缺血时,和(或)血钠减少、血钾增多时,引起肾素分泌增加,肾素进入血循环中将肝脏合成的血管紧张素原水解为血管紧张素Ⅰ,再在血管紧张素转化酶的作用下转化为血管紧张素Ⅱ。血管紧张素Ⅱ作用于中枢增加交感神经冲动发放,或直接收缩血管,还刺激肾上腺素分泌醛固酮引起钠潴留。

4. 内分泌学说

认为肾上腺髓质的激素中去甲肾上腺素引起周围小动脉收缩,肾上腺素增加心排血量。肾上腺皮质激素使钠和水潴留,并影响血管的反应性,都可以导致血压升高。

二、护理

(一)健康教育

教育患者应充分认识到防治高血压的重要性,在治疗上给予患者正确的引导,使患者积极配合医生的治疗。同时给患者制订个体化健康教育计划,调动家属参加治疗活动,给予患者大力的支持。

（二）饮食指导

高血压患者饮食原则是四少四多，即少糖多果，少盐多醋，少荤多素，少食多餐，特别是高血压病患者要限制食盐的摄入量。世界卫生组织建议每个人的食盐摄入量应控制在 6g 以内，少食钠盐是对心血管的一种保护，高血压患者应坚持做到这一点，少食各种咸菜及盐腌食品，每天食盐的摄入量应控制在 2～5g。钾可以对抗钠所引起的血压升高和血管损伤，所以可以多食含钾高的食物及水果，如香菇、竹笋、花生、香蕉等。

（三）正确测量血压

偶测血压是诊断高血压的主要手段，应在非同日、3 次安静状态下测血压达诊断水平。临床上通常采用袖带充气加压间接听诊测量血压，一般采用水银柱式血压计。测量血压前需要安静休息 5～10 分钟，常以坐位右上臂为标准，必要时也可测立、卧位及上、下肢血压做比较。成年人以消失音作为舒张压标志，如变音值与消失音读数相差很大可同时记录。

（四）动态血压监测（ambulatory blood pressure monitoring，ABPM）

能补充偶测血压的不足，能提供日常活动和睡眠时的血压情况，具有重要的临床价值。ABPM 通常采用上臂袖带间断自动充气间接测压，根据压力波振荡法或柯氏音听诊法原理，拾取信号并记录储存。携带式血压记录仪连接微机系统，可以提供血压读数和一些初步的参数统计分析。一般每 15～20 分钟测定的 24 小时血压平均值与动脉内直接测压数据有很好的相关性。监测动态血压时应注意的问题为测量时间间隔应设定一般为每 30 分钟测量 1 次，可以根据需要而设定所需的时间间隔；指导患者日常生活，避免剧烈运动。测血压时，患者上臂要保持伸展和静止状态；若检查由于伪迹较多而使读数低于 80％的预期值，应再次测量；可根据 24 小时平均血压、日间血压或夜间血压进行临床决策参考，但倾向于应用 24 小时平均血压。

（五）正确服药

降压药的使用必须从较小的剂量开始，如果使用较小剂量就可将血压控制在理想的水平，不仅可以获得良好的治疗效果，而且可使不良反应尽量减少。在服药的过程中注意以下几点。

1. 指导患者在固定的时间、条件下测量血压，并做血压与服药关系的记录。

2. 强调长期药物治疗的重要性，用降压药使血压降至理想水平后，应继续服用维持量，以保持血压相对稳定，对无症状者更应强调。

3. 必须遵医嘱按时按量服药，经过治疗血压得到满意控制后，可以遵医嘱逐渐减少剂量，不能擅自突然停药。动员家属积极参与督促患者服药。对老年、健忘患者，提醒将药物放在醒目处，并贴上提示卡。

（六）定期随访

可以及时评价和反馈，并继续设定下一步的目标，可使患者改变的行为巩固和持续下去。一旦开始应用抗高血压药物治疗，多数患者应每个月随访，调整用药直至达到目标血压。严重高血压患者应增加随访的次数，每年至少监测 1 或 2 次血钾和肌酐。如血压已经达到标准并保持稳定，可每隔 3～6 个月随访 1 次。

第四节 冠状动脉硬化性心脏病

冠状动脉硬化性心脏病简称冠心病,指由于冠状动脉粥样硬化或功能性冠状动脉痉挛使血管腔狭窄或阻塞,引起冠状动脉血流和心肌氧供需之间不平衡而导致心肌缺血缺氧或坏死的心脏病,亦称缺血性心脏病。由血流动力学改变而引起的心肌缺血,严重心肌肥厚、主动脉瓣狭窄或关闭不全、主动脉夹层动脉瘤破裂等,则不包括在内。临床上冠心病可分成心绞痛、心肌梗死、隐性或无症状性冠心病、心肌硬化(心律失常和心力衰竭)、猝死5种类型。冠心病的易患因素主要有高血压、高血脂、吸烟、糖尿病等。

一、心绞痛

(一)临床表现与诊断

1. 症状

疼痛是心绞痛的主要症状,典型表现为突然发生的疼痛,多有诱发因素,如劳力过度、情绪激动、饱餐或突然受冷等。典型的疼痛部位为胸骨后或心前区,可放射至颈部、左肩胛部、右臂内侧或上腹部。疼痛范围往往是一个区域,很少为一点。疼痛的性质因人而异,主诉有沉重、压榨、紧束、憋气或窒息感,而刀刮样或针刺样痛大多不是心绞痛。疼痛的程度可轻可重,重者常迫使患者停止动作,面色苍白,甚至出冷汗。疼痛持续的时间多为1~5分钟。

2. 体征

多数心绞痛发作时无特殊的体征,有的患者发生时可有心率增快和血压增高,发作严重时有面色苍白、满头大汗,有时可听到心尖部第三、第四心音及乳头肌功能不全而产生二尖瓣关闭不全的吹风样杂音。

3. 辅助检查

(1)心电图:在心绞痛发作时,心电图的连续记录有助于发现各种变化,包括以R波为主的导联上可有ST段压低及T波低平或倒置等心内膜下心肌缺血性改变,超急性期的ST段抬高,R波幅度降低,出现室内或束支传导障碍和各种心律失常,最常见的是室性期前收缩。

(2)心电图负荷试验:心电图负荷试验的主要目的是观察患者对分级负荷试验的功能反应,运动中心率增加与心肌耗氧增加呈线性关系。活动平板是大运动量试验,运动负荷通过逐级增加运动量而获得,故又称多级运动试验。当运动中心率达该年龄组最大心率时,心肌耗氧量亦达最高值,称达极量;当心率达最大心率的85%时,称达亚极量。

(3)冠状动脉造影术检查。

4. 诊断

根据典型发作时疼痛的特点,一般即可建立诊断。不典型者应结合病史、体征、心电图检查、24小时动态心电图监测、运动试验等明确诊断。诊断有困难者,可做放射性核素检查和选择性冠状动脉造影,明确诊断。

(二)护理

注意观察心绞痛发作的部位、范围、性质、程度、持续时间及诱发因素等。观察心电图的变化;连续记录心电图,了解ST段及T波的动态变化,以及有无室内或束支传导障碍和各种心律失常。

降低心脏负荷,缓解疼痛发作。当心绞痛发作时立即停止步行或工作,休息片刻可缓解。对于频发或严重心绞痛者,严格限制体力活动,直至绝对卧床休息。

合理使用血管扩张药缓解心绞痛发作。硝酸酯类是最有效的抗心绞痛药物,通过扩张全身小静脉,减少回心血量,从而使心脏前负荷减轻;通过扩张全身小动脉,使外周阻力降低,从而减轻心脏后负荷,但前者作用明显比后者强,由于心脏前后负荷减轻,因此心肌耗氧量减少。常用制剂有舌下含服的硝酸甘油片,作用时间迅速,2～3 分钟即起作用,但维持时间短,只有 15～30 分钟。硝酸甘油贴片敷贴于左侧胸部,每日 1 或 2 片即可有效。较长效的亚硝酸异山梨酯(消心痛),舌下含用或口服,维持时间 4～6 小时。这类药物的不良反应有血管扩张引起的头痛、面红。有时剂量较大,使周围血管明显扩张而产生低血压、恶心等;各受体阻滞药主要作用为抑制或降低心肌对交感神经兴奋或儿茶酚胺的反应,减慢心率,使心肌收缩力减弱,从而降低心肌耗氧量使心绞痛缓解。但对于有潜在心力衰竭及有支气管哮喘或阻塞性肺气肿者应忌用。

严密观察病情,预防诱发心肌梗死:对于不稳定型心绞痛患者应卧床休息,密切观察心电图的变化、胸痛、心率、心律等情况,及时发现缓慢或快速心律失常,及时处理,避免发展为心肌梗死。

二、心肌梗死

(一)临床表现

1. 梗死先兆

急性心肌梗死前出现的先兆以频发心绞痛最常见,其次是胸闷。临床上有下列情况应视为急性心肌梗死的先兆:原来稳定型或初发型心绞痛患者的运动耐量突然下降;心绞痛发作的频度、严重程度、持续时间增加,诱发因素不明显,以往有效的硝酸甘油剂量变为无效;心绞痛发作时出现新的临床表现,如伴有恶心、呕吐、出汗、心悸或心动过缓,疼痛放射到新的部位,出现心功能不全或原有的心功能不全加重,出现严重心律失常;心电图出现新的变化,如 T 波高耸,ST 段一时性明显抬高(变异性心绞痛)或压低、T 波倒置加深等。

2. 症状

疼痛是急性心肌梗死中最早出现、最为突出的症状。心肌梗死的疼痛多无明显诱因,常发生于安静时;发作后经安静休息不能使之消失,含硝酸甘油也无明显效果;疼痛时间较心绞痛长,可达数小时,甚至时重时轻达数日之久;疼痛更为剧烈,难以忍受,常需用麻醉性强镇痛药才能减轻;患者常烦躁不安;疼痛的范围较心绞痛更广,常包括整个心前区,疼痛也可放射至下颌,或颈、背等处,但不如心绞痛时明显。

3. 常见并发症

急性心肌梗死中心律失常的检出率为 75%～95%,发病早期即可出现。常见的心律失常有窦性心律失常、房性心律失常、加速性交界性心律、室性心律失常、传导阻滞。急性心肌梗死患者有 24%～48%存在不同程度的左侧心力衰竭,表现为双肺有湿啰音、窦性心动过速及第三心音奔马律,可有轻重不一的呼吸困难。严重者发生肺水肿。严重右心室梗死患者伴有右心衰竭。急性心肌梗死中心源性休克的发生率为 4.6%～16.1%,由心肌梗死面积广泛(40％以上)、心排血量急剧下降所致。

(二)护理

1. 护理观察要点

注意鉴别心肌梗死与心绞痛的疼痛区别。持续的心电图监护,观察心电图的动态演变,判断病情的发展,确定抢救治疗方案。定时抽取监测血清酶的改变,并进行详细记录。严密观察呼吸、血压、尿量等变化,及早发现心力衰竭、心源性休克等严重并发症的先兆。

2. 密切注意心电监护

在急性期应送入冠心病监护病房(CCU)进行连续的心电、血压、呼吸的监测,无监护病房条件时,也应使用心电示波仪器或心电图机,定期观察心率、心律、血压、呼吸等各项生命指标。及时检出可能作为恶性心动过速先兆的任何室性期前收缩,以及心室颤动或完全性房室传导阻滞,严重的窦性心动过缓、房性心律失常等,及时予以诊治。

3. 急性期需要绝对卧床休息

病情轻无并发症者,第3、4日可在床上活动,第2周可下床活动,先在床边站立,逐步过渡到在室内缓步走动。病情重者,卧床时间延长。即使无并发症的急性心肌梗死,部分起病初就有轻至中度缺氧。因此,急性心肌梗死发病1周内,给予常规吸氧。一般患者可用双鼻孔导管低流量持续或间歇给氧。并发严重心力衰竭或肺水肿的患者,必要时可做气管内插管机械通气。

4. 预防便秘

无论急性期或恢复期的患者,均可因便秘排便用力而诱发心律失常、心源性休克、心力衰竭等并发症,甚至有的因此而发生心脏破裂。急性心肌梗死患者应保持排便通畅,入院后常规给予缓泻药;若2天无排便时需积极处理,可用中药番泻叶200g代茶饮或麻仁50g水煎服,有便秘者给开塞露或少量温盐水灌肠。排便时必须有专人看护,严密观察心电图的改变。饮食中适当增加纤维食物;避免用力排便,防止因腹内压急剧升高,反射性引起心率及冠状动脉血流量变化而发生意外。

5. 镇痛

在急性心肌梗死时,胸闷或胸痛均可使交感神经兴奋,加重心肌缺氧,促使梗死范围扩大,诱发严重心律失常或心源性休克,因此迅速镇痛极为重要。轻者可肌内注射罂粟碱30～60mg,每4～6小时1次,重者可应用吗啡2～5mg或哌替啶50～100mg静脉注射或肌内注射。老年患者有呼吸功能不全或休克时应慎用。也可以应用硝酸甘油5～10mg,溶解于500ml葡萄糖注射液中静脉滴注,需密切观察血压和心率以调节滴速。镇痛药的应用应达到疼痛完全消失的目的,才能有效制止梗死范围的扩展。

6. 加强血流动力学监测,预防心力衰竭的发生

血流动力学监测不仅能发现早期的左心功能不全,判断心功能不全的程度,鉴别低血容量性和心源性休克,而且可帮助判断预后,指导治疗。急性心肌梗死时心力衰竭是以左侧心力衰竭为主。若肺楔压高于1.9kPa(15mmHg)以上,可选用血管扩张药硝普钠加入50ml葡萄糖注射液中静脉滴注,根据血流动力学的各种参数调整滴速和用量,休克时补充血容量或应用血管扩张药及儿茶酚胺类药物。

第四章　内分泌代谢性疾病护理

内分泌系统是机体的两大调节系统之一,和神经系统一起维持机体与周围环境及机体内环境的平衡,通过分泌高生理效能物质——激素来发挥功能。

内分泌腺及组织发生病变,可引起内分泌系统疾病,其他许多疾病也可以通过代谢紊乱而影响内分泌系统的功能和结构。由于激素的作用受到三方面的牵制,即腺体分泌的调节、腺体本身的分泌能力和靶细胞受体的功能,因此,内分泌的改变往往提示是某一环节发生了病理改变,应注意诊断、鉴别、护理观察及正确地实施医疗、护理措施。

第一节　糖尿病

糖尿病(diabetes mellitus)是一常见的代谢内分泌疾病,分为原发性和继发性两类。原发者简称糖尿病。其基本病理生理改变为胰岛素分泌绝对或相对不足,伴有胰岛素抵抗,从而引起糖、脂肪和蛋白质代谢紊乱。临床以血糖升高、糖耐量降低和尿糖,以及多尿、多饮、多食和消瘦为特点。长期血糖控制不良可并发血管、神经、眼和肾脏等慢性并发症。急性并发症中以酮症酸中毒和糖尿病高血糖高渗性状态最多见和最严重。最新的调查结果显示,我国成人糖尿病的患病率已达 9.7%。继发性糖尿病又称症状性糖尿病,大多继发于拮抗胰岛素的内分泌疾病。

一、概述

本病病因至今未明,目前认为与下列因素有关。

(一)遗传因素

遗传因素在糖尿病发病中的重要作用较为肯定,但遗传方式不清。糖尿病患者,尤其成年发病的糖尿病患者有明显的遗传因素已在家系调查中得到证实。同卵孪生子,一个发现糖尿病,另一个发病的概率就很大。

(二)病毒感染

尤以柯萨奇病毒 B、巨细胞病毒、心肌炎、脑膜炎病毒感染后,导致胰岛 β 细胞破坏致糖尿病。幼年型发病的糖尿病患者与病毒感染致胰岛功能减退关系更为密切。

(三)自身免疫紊乱

糖尿病患者常发现同时并发其他自身免疫性疾病,如甲状腺功能亢进症、慢性淋巴细胞性甲状腺炎等。此外,在部分糖尿病患者血清中可发现抗胰岛细胞的抗体。

(四)胰高糖素过多

胰岛 α 细胞分泌胰高糖素,其分泌受胰岛素和生长激素抑制因子的抑制。糖尿病患者常发现胰高糖素水平增高,故认为糖尿病除有胰岛素相对或绝对不足外,还有胰高糖素的分泌增多。

（五）其他因素

现公认的主要环境因素：现代生活方式，摄入的热量过高而体力活动减少导致肥胖（尤其是腹部肥胖，加重胰岛素抵抗），高龄、紧张的生活工作节奏、社会、精神等应激增加，出生时体重过重（4kg以上）等都与糖尿病的发病有密切的关系。

二、护理

（一）病情观察

糖尿病患者入院后首先要明确患者是属于哪一型的糖尿病，是1型糖尿病还是2型糖尿病。病情的轻重、有无并发症，包括急性和慢性并发症。对于合并急性并发症如糖尿病酮症酸中毒、高血糖高渗性状态等应迅速抢救，做好给氧、输液、定时检测血糖、血气分析，血电解质及尿糖、尿酮体等检查准备。

1. 胰岛素相对或绝对不足所致代谢紊乱综合征观察

葡萄糖利用障碍：由于肝糖原合成降低，分解加速，糖异生增加，临床出现明显高血糖和尿糖，口渴、多饮、多尿、善饥多食症状加剧。

蛋白质分解代谢加速，导致负氮平衡，患者表现为体重下降、乏力，组织修复和抵抗力降低，儿童则出现发育障碍、延迟。

脂肪动用增加，血游离脂肪酸浓度增高，酮体的生成超过组织排泄速度，可发展为酮症及酮症酸中毒。脂肪代谢紊乱可导致动脉粥样硬化，影响眼底动脉、脑动脉、冠状动脉、肾动脉及下肢动脉，发生相应的病变如心肌梗死、脑血栓形成、肾动脉硬化、肢端坏死等。

2. 其他糖尿病慢性病变观察

神经系统症状、视力障碍、皮肤变化，有无创伤、感染等。

3. 生化检验

尿糖、血糖、糖化血红蛋白、血脂、肝功能、肾功能、血电解质、血气分析等。

4. 糖尿病酮症酸中毒观察

（1）诱因：常见的诱因是感染、胰岛素中断或减量过多、饮食不当、外伤、手术、分娩、情绪压力、过度疲劳等，对胰岛素的需要量增加。

（2）症状：烦渴、多尿、消瘦、软弱加重，逐渐出现恶心、呕吐、脱水，甚至少尿、肌肉疼痛、痉挛。亦可有不明原因的腹部疼痛，中枢神经系统有头痛、嗜睡，甚至昏迷。

（3）体征

1）有脱水征，皮肤干燥、缺乏弹性、眼球下陷。

2）库斯毛耳呼吸（Kussmaul respi-ration），呼吸深快、节律不整及呼气有酮味（烂苹果味）。

3）循环衰竭表现，脉细速、四肢厥冷、血压下降甚至休克。

4）各种反射迟钝、消失，嗜睡甚至昏迷。

（4）实验室改变：血糖显著升高（高于16.7mmol/L）、血酮增高、二氧化碳结合力降低、尿糖及尿酮体呈强阳性反应、血白细胞增高。酸中毒失代偿期血pH值低于7.35，动脉HCO_3^-低于15mmol/L，剩余碱负值增大，血K^+、Na^+、Cl^-降低。

5. 低血糖观察

（1）常见原因：糖尿病患者过多使用胰岛素、口服降糖药物，进食减少或活动增加而未增加食物的摄入。

(2)症状：头晕、眼花、饥饿感、软弱无力、颤抖、出冷汗、心悸、脉快,严重者出现精神、神经症状甚至昏迷。

(3)体征：面色苍白、四肢湿冷、心率加快、初期血压上升后期下降,共济失调,定向障碍甚至昏迷。

(4)实验室改变：血糖不低于 3.9mmol/L。

6. 糖尿病高血糖高渗性状态(原称为高渗非酮性糖尿病昏迷)的观察

(1)诱因：最常见于老年糖尿病患者。感染、急性胃肠炎、胰腺炎、脑血管疾病、严重肾脏疾病、血液透析治疗、手术及服用加重糖尿病的某些药物如泼尼松、免疫抑制药、噻嗪类利尿药,在病程早期因误诊而输入葡萄糖液,口服大量糖水、牛奶等,诱发或促使病情发展恶化,出现糖尿病高血糖高渗性状态。

(2)症状：多尿、多饮、发热、食欲缺乏、恶心、失水、嗜睡、幻觉、上肢震颤,最后陷入昏迷。

(3)体征：失水及休克体征。

(4)实验室改变：高血糖(高于 33.0mmol/L)、高血浆渗透压(高于 330mmol/L),高钠血症(高于 155mmol/L)和氮质血症,血酮、尿酮阴性或轻度增高。

(二)检查护理

1. 血糖

血糖监测,目前一般医院大多采用静脉抽取血浆(或离心取血清),使用自动生化分析仪测定血糖,这对于病情轻、血糖控制满意者,只需数周观察一次血糖者仍是常用方法,但这种方法不可能自我监测。20 世纪 70 年代,世界糖尿病治疗领域一项具有里程碑意义的研究进展就是自我血糖监测(self monitoring of blood glucose,SMBG)技术的出现。近年来袖珍式快速毛细血管血糖仪的应用日趋普遍,用这种方法患者可以自己进行血糖监测。自我血糖监测可以及时、全面地掌握患者血糖的控制情况,为指导患者合理饮食、运动及调整用药提供科学依据,是糖尿病整体治疗的一个重要组成部分,是保证糖尿病治疗达标的最基本手段。

2. 尿糖

尿糖作为衡量血糖的间接手段,尤其是对于没有条件进行多次血糖检测的糖尿病患者来说,进行尿糖检测也不失为一个方便而经济的病情监测手段。其优点在于简单易行,没有痛苦,花费低廉。正常人每天仅有极少量葡萄糖从尿中排出(每日低于 100mg),一般检测方法不能测出。如果每日尿中排糖量高于 150mg,则可测出。但除葡萄糖外,果糖、乳糖或尿中一些还原性物质(如吗啡、水杨酸类、水合氯醛、氨基比林、尿酸等)都可发生尿糖阳性。尿糖含量的多少除反映血糖水平外,还受到肾糖阈的影响,故对尿糖结果的判定要综合分析。

(三)饮食治疗护理

饮食治疗是所有糖尿病治疗的基础,是糖尿病自然病程中任何阶段预防和控制糖尿病必不可少的措施。通过饮食控制,减轻胰岛 β 细胞负担,以求恢复或部分恢复胰岛的分泌功能。

(四)运动疗法护理

1. 运动的目的

运动能促进血循环中的葡萄糖与游离脂肪酸的利用,降低血糖、三酰甘油,增加人体对胰岛素的敏感性,使胰岛素与受体的结合率增加。尤其对肥胖的糖尿病患者,运动既可减轻体重,降低血压,又能改善机体的异常代谢状况,改善血液循环与肌肉张力,增强体力,同时还能减轻患者的压力和紧张性。

2. 运动治疗的原则

(1)是适量、经常性和个体化。

(2)运动计划的制订要在医务人员的指导下进行。

(3)运动项目要和患者的年龄、健康状况、体质,以及社会、经济、文化背景相适应,即运动的项目和运动量要个体化。

(4)应将体力活动融入日常的生活中。

3. 运动方式

最好做有氧运动,如散步、跑步、骑自行车、做广播操、游泳、爬山、打太极拳、打羽毛球、滑冰、划船等。其中步行安全简便,容易坚持,可作为首选的锻炼方式。步行30分钟约消耗能量0.4J,如每天坚持步行30分钟,1年内可减轻体重4kg。骑自行车每小时消耗1.2J,游泳每小时消耗1.2J,跳舞每小时消耗1.21J,球类活动每小时消耗1.6~2.0J。

4. 运动的强度

以保持健康为目的的体力活动为每日至少30分钟中等强度的活动(每周不少于150分钟);每周最好进行2次肌肉运动如举重训练,训练时阻力为轻或中度。中等强度的体力活动包括快走、打太极拳、骑车、打高尔夫球和园艺活动;较强体力活动包括舞蹈、有氧健身、慢跑、游泳、上坡骑车。可根据运动1小时后的心率与预期最大心率间的关系(有自主神经病变者不适用)来估计。

5. 运动时间的选择

使用促胰岛素促泌剂和注射胰岛素的患者应避免在空腹时运动,运动的时间应在餐后1小时开始。乙醇可加重运动后发生低血糖的危险性。单纯饮食控制、服用其他类型口服降糖药物治疗的2型糖尿病患者运动时肌肉利用葡萄糖增多、血糖明显下降,但不易出现低血糖。因此,运动时间无严格限制。

6. 运动治疗的安全性

运动治疗不应只强调运动的益处,而且要注意和避免运动可能引起的危险,如运动有导致冠心病患者发生心绞痛、心肌梗死或心律失常的危险性;有增殖性视网膜病变的患者有发生玻璃体积血的可能性;有神经病变的患者有发生下肢,特别是足部外伤的危险性。所有糖尿病患者在运动之前应做相关的检查、评估,以确保运动安全。

(五)胰岛素治疗护理

胰岛素能加速糖利用,抑制糖原异生以降低血糖,并改善脂肪和蛋白质代谢,以前使用的胰岛素制剂多是从家畜(牛、猪)的胰腺制取,现常用人工基因重组合成的人胰岛素,如诺和灵、优泌林等。因胰岛素是一种蛋白质,口服后易被消化酶破坏而失效,故需用注射法给药。

1. 适应证

1型糖尿病患者;明显消瘦的2型糖尿病患者;经饮食、运动和口服降糖药联合应用仍不能达到治疗目标者;妊娠糖尿病及糖尿病合并妊娠的妇女,妊娠期、分娩期、哺乳期,如血糖不能单用饮食控制达标者;糖尿病急性并发症,急性感染,外伤,手术,急性心、脑血管梗死者,或合并严重心、肾、眼并发症者。

2. 制剂类型

胰岛素根据其来源和化学结构可分为动物胰岛素、人胰岛素和胰岛素类似物。胰岛素根据其作用特点可分为超短效胰岛素类似物、常规（短效）胰岛素、中效胰岛素、长效胰岛素（包括长效胰岛素类似物）和预混胰岛素。临床试验证明，胰岛素类似物在模拟生理性胰岛素分泌和减少低血糖发生的危险性方面优于动物胰岛素和人胰岛素。

3. 注意事项

(1)胰岛素的保存：长效及中效胰岛素在 5℃可放置 3 年效价不变，而普通胰岛素（RI）在 5℃放置 3 个月后效价稍减。一般而言，中效及长效胰岛素比普通胰岛素稳定。胰岛素在使用时放在室温中 1 个月效价不会改变。胰岛素应储藏在 2～8℃环境中，但切勿冷冻，温度太低可使胰岛素变性，失去生物活力，也不应受热或阳光照射。在使用前应注意观察，如发现有异样或结成小粒的情况应弃之不用。

注射胰岛素剂量需准确，用 1ml 注射器抽吸。要注意剂量换算，有的胰岛素为每瓶（10ml）400U 包装，1ml 内含 40U；有的为每瓶（3ml）300U 包装的笔芯，1ml 内含 100U，必须分清，注意不要把 U 误认为 ml。

使用时注意胰岛素的有效期，一般各种胰岛素出厂后有效期多为 1～2 年，过期胰岛素影响效价。

(2)注射用具和消毒：以往多采用 1ml 玻璃注射器及针头用高压蒸气消毒，在家庭中可采用 75％乙醇浸泡法，每周用水煮沸 15 分钟。现多采用一次性胰岛素注射器、胰岛素笔、胰岛素泵等注射器具，使胰岛素治疗的实施变得更为准确、简单、方便、少痛或无痛。

(3)混合胰岛素的抽吸：采用 1ml 玻璃注射器或一次性胰岛素注射器者，普通胰岛素（RI）和鱼精蛋白锌胰岛素（PZI）同时注射时要先抽 RI 后抽 PZI 并充分混匀，因为 RI 是酸性，其溶液不含酸碱缓冲液，而 PZI 则含缓冲液，若先抽 PZI 则可能使 RI 因 pH 值改变而变性，反之，如果把小量 RI 混至 PZI 中，因 PZI 有缓冲液，对 pH 值的影响不大。另外，RI 与 PZI 混合后，在混合液中 RI 的含量减少，而 PZI 含量增加，这是因为 PZI 里面所含的鱼精蛋白锌只有一部分和胰岛素结合，一部分没有结合，当 RI 与其混合后，没有结合的一部分能和加入的 RI 结合，使其变成 PZI。大约 1U 可结合 0.5U，也有人认为可以结合 1U。

(4)注射部位的选择与轮替：胰岛素采用皮下注射法，宜选择皮肤疏松部位，如上臂三角肌、臀大肌、股部、腹部等，若患者自己注射，腹部和股部最方便。注射部位要有计划地轮替进行（左肩→右肩→左股→右股→左臀→右臀→腹部→左肩），针眼之间应间隔 1.5～2cm，1 周内不要在同一部位注射 2 次，以免形成局部硬结，影响药物的吸收及疗效。

经常运动的部位会造成胰岛素吸收太快，应避免注射。吸收速度依注射部位而定，如普通胰岛素（RI）注射于三角肌后吸收速度快于大腿前侧，大腿、腹部注射又快于臀部。

(5)注射时间：普通胰岛素（短效）起效需时约 30 分钟，为了使胰岛素与血糖高峰同步，普通胰岛素（RI）通常在餐前 15～30 分钟注射。速效胰岛素的特点是吸收快，起效时间短，多于餐前即刻注射，注射后必须立即进食，也可根据患者的需要在餐中或餐后即刻注射，严格要求患者按时就餐，注射时间与进餐时间要密切配合好，防止低血糖反应的发生。中效胰岛素或长效胰岛素根据需要可在睡前或早餐前注射。

各种原因引起的食欲缺乏、进食量少,或因胃肠道疾病呕吐、腹泻而未及时减少胰岛素用量,都可引起低血糖,因此注射前要注意患者的病情变化,询问进食情况,如有异常,及时报告医师做相应处理。

如从动物胰岛素改换成人胰岛素,则应减少剂量,大约减少 1/4 剂量。

第二节 甲状腺功能亢进症

甲状腺功能亢进症(hyperthyroidism),简称甲亢,是由多种病因引起的甲状腺激素分泌过多的常见内分泌病。多发生于女性,发病年龄以 20~40 岁为最多,临床以弥漫性甲状腺肿大、神经兴奋性增高、高代谢综合征和突眼为特征。

一、概述

甲状腺功能亢进症的病因及发病机制目前得到公认的主要与以下因素有关。

(一)自身免疫性疾病

已发现多种甲状腺自身抗体,包括有刺激性抗体和破坏性抗体,其中最重要的抗体是TSH 受体抗体(TRAb)。TRAb 在本病患者血清阳性检出率约 90%。该抗体具有加强甲状腺细胞功能的作用。

(二)遗传因素

可见同一家族中多人患病,甚至连续几代人患病。同卵双胞胎日后患病率高达 50%。本病患者家族成员患病率明显高于普通人群。有研究表明,本病有明显的易感基因存在。

(三)精神因素

可能是本病的重要诱发因素。

二、护理

(一)一般护理

1. 休息

因患者常有乏力、易疲劳等症状,故需有充分的休息、避免疲劳,且休息可使机体代谢率减低。重症甲状腺功能亢进症及甲状腺功能亢进症合并心功能不全、心律失常、低钾血症等必须卧床休息。病区要保持安静,室温稍低、色调和谐,避免患者精神刺激或过度兴奋,使患者得到充分休息和睡眠。

2. 饮食护理

为满足机体代谢亢进的需要,给予高热量、高蛋白质、高纤维素饮食,并多给予饮料以补充出汗等所丢失的水分,忌饮浓茶、咖啡等兴奋性饮料,禁止用刺激性食物。

3. 皮肤护理

由于代谢亢进、产热过多、皮肤潮热多汗,应加强皮肤护理。定期沐浴,勤更换内衣,尤其对多汗者要注意观察,在高热盛暑期,更要防止中暑。

4. 心理护理

甲状腺功能亢进症是与神经、精神因素有关的内分泌系统心身疾病,必须注意对躯体治疗的同时进行精神治疗。

患者常有神经过敏、多虑、易激动、失眠、思想不集中、烦躁易怒,严重时可抑郁或躁狂等,任何不良刺激均可使症状加重,故医护人员应耐心、温和、体贴,建立良好的护患关系,解除患者的焦虑和紧张心理,增强治愈疾病的信心。

指导患者自我调节,采取自我催眠、放松训练、自我暗示等方法来恢复已丧失平衡的心理调节能力,必要时辅以镇静、催眠药。同时,医护人员给予精神疏导、心理支持等综合措施,促进甲状腺功能亢进症患者早日康复。

(二)检查护理

1. 基础代谢率测定(BMR)护理

基础代谢率是指禁食 14~16 小时后,在环境温度 16~20℃和绝对安静卧姿的条件下,人体每小时每平方米体表面积所产生的热量。

测量时需要模拟人体最基本的生命状态,所用的标准条件:环境舒适,室温合宜,不过冷过热,静卧,清醒状态,且距离饭后 12 小时以上。基础代谢的测定可以反映人体全身代谢基本状况,故可用来作为判断甲状腺功能状态的一项指标,对甲状腺功能亢进症的诊断有一定的帮助。在甲状腺功能亢进症治疗过程中,当病情被控制时,基础代谢率逐步降至正常。因此,基础代谢率测定也可作为甲状腺功能亢进症疗效观察的指标。

方法:①测试前晚必须睡眠充足,过度紧张、易醒、失眠者可服小剂量镇静药。②试验前日晚餐后开始禁食,空腹 12 小时以上,睡眠 8 小时,测试安排在清晨初醒卧床安静状态下测定。

基础代谢率可以使用基础代谢仪测定,也可以通过测试者清晨初醒卧床安静状态下的脉搏和血压,然后根据下列公式推算出基础代谢率。

临床常用的计算公式为(GafeS 法):

BMR=(脉率+脉压)-111(GafeS 法)

其结果可以作为甲状腺功能亢进症患者治疗效果的评价指标。最好连续测定 3 天,取其平均值。公式法仅适于轻、中度甲状腺功能亢进症患者,伴心律失常、高血压者不宜应用。

2. 摄^{131}I率测定护理

甲状腺摄取和浓集血液中无机碘作为甲状腺激素合成的原料,一般摄碘高低与甲状腺激素合成和释放功能相平行,临床由此了解甲状腺功能。

(1)方法:检查前日晚餐后不再进食,检查日空腹口服^{131}I,服后 2 小时、4 小时、24 小时测定其^{131}I放射活性值,然后计算摄^{131}I率。

(2)临床意义:正常人 2 小时摄^{131}I率低于 15%,4 小时低于 25%,24 小时低于 45%,摄碘高峰在 24 小时,甲状腺功能亢进症患者摄碘率增高,高峰前移。

(3)做此试验前,必须禁止下列食物和药品:含碘高的海产品,如鱼虾、海带、紫菜;含碘中药,如海藻、昆布等,应停服 1 个月以上。碘剂、溴剂及其他卤族药物,亦应停服 1 个月以上。甲状腺制剂(甲状腺干片)应停服 1 个月。硫脲类药物,应停用 2 周。如用含碘造影剂,至少要 3 个月后才进行此项检查。

3. 甲状腺片(或 T$_3$)抑制试验护理

正常人口服甲状腺制剂可抑制垂体前叶分泌 TSH,因而使摄碘率下降。甲状腺功能亢进症患者因下丘脑-垂体-甲状腺轴功能紊乱,服甲状腺制剂后,摄碘率不被抑制。亦可用于估计甲状腺功能亢进症患者经药物长期治疗结束后,其复发的可能性。

(1)方法:服药前 1 日做^{131}I摄取率测定。口服甲状腺制剂,如甲状腺干片 40mg,每日 3 次,共服 2 周。服药后再做^{131}I摄取率测定。

(2)临床意义:单纯性甲状腺肿和正常人^{131}I抑制率高于 50%,甲状腺功能亢进症患者抑制率低于 50%,计算公式如下。

$$抑制率(\%) = \frac{第 1 次摄取率 - 第 2 次摄取率}{第 1 次摄取率} \times 100\%$$

(3)注意事项

1)一般注意事项同摄^{131}I试验。

2)老年人或冠心病患者不宜做此试验。

3)服甲状腺制剂过程中要注意观察药物反应,如有明显高代谢不良反应应停止进行。

4. 血 T_4(甲状腺素)和 T_3(三碘甲腺原氨酸)测定

两者均为甲状腺激素,T_3 和 T_4 测定是目前反应甲状腺功能比较敏感而又简便的方法,检查结果不受血中碘浓度的影响。由于 T_3 和 T_4 与血中球蛋白结合,故球蛋白高低对测定结果有影响。一般 TT_3、TT_4、FT_3、FT_4、TSH 共 5 项指标,采静脉血 4ml 送检即可,不受饮食的影响。

(三)治疗护理

甲状腺功能亢进症发病机制未完全明确,虽有少部分病例可自行缓解,但多数病例呈进行性发展,如不及时治疗可诱发甲状腺功能亢进危象和其他并发症。治疗目的是切除、破坏甲状腺组织或抑制甲状腺激素的合成和分泌,使循环中甲状腺激素维持在生理水平;控制高代谢症状,防治并发症。常用治疗方法有药物治疗、手术次全切除甲状腺、放射性碘治疗三种方法。

1. 抗甲状腺药物

常用硫脲类衍生物如甲巯咪唑(他巴唑)、甲基(或丙基)硫氧嘧啶。主要作用是阻碍甲状腺激素的合成,对已合成的甲状腺激素不起作用。适用于病情较轻、甲状腺肿大不明显、甲状腺无结节的患者。

(1)用药剂量按病情轻重区别对待,治疗过程常分 3 个阶段。

1)症状控制阶段:此期需 2~3 个月。

2)减量阶段:症状基本消失,心率 80 次/分左右,体重增加,T_3、T_4 接近正常,即转为减量期,此期一般用原药量的 2/3 量,需服药 3~6 个月。

3)维持阶段:一般用原药量的 1/3 量以下,常需 6~12 个月。

(2)用药观察:药物治疗不良反应如下。

1)白细胞减少,甚至粒细胞缺乏,多发生于用药 3~8 周,故需每周复查白细胞 1 次,如 WBC 低于 4×10^9/L 需加升白细胞药;如 WBC 低于 3×10^9/L,应立即停药,如有咽痛、发热等应立即报告医生,必要时应予以保护性隔离,防止感染,并用升白细胞药。

2)药物疹:可给予抗组胺药物,无效可更换抗甲状腺药物,或试用脱敏疗法。

3)突眼症状可能加重。

4)部分患者可出现肝功能损害,给予保肝治疗。

2. 普萘洛尔

为 β 受体阻滞药,对拟交感胺和甲状腺激素相互作用所致自主神经不稳定和高代谢症状的控制均有帮助,可改善心悸、多汗、震颤等症状,为治疗甲状腺功能亢进症的常用辅助药。有支气管哮喘史者禁用此药。

3. 甲状腺制剂

甲状腺功能亢进症患者应用此类药物,主要是为了稳定下丘脑-垂体-甲状腺轴的功能,防止或治疗药物性甲状腺功能减退,控制突眼症状。

4. 手术治疗

(1)适应证:明显甲状腺肿大;结节性甲状腺肿大;药物治疗复发或药物过敏;无放射性碘治疗条件,又不能用药物治疗。

(2)禁忌证:恶性突眼、青春期、老年心脏病、未经药物充分准备。

(3)术后护理:密切观察有无并发症发生,包括局部出血、切口感染、喉上或喉返神经损伤,甲状旁腺受损出现低钙性抽搐或甲状腺功能亢进症危象等。

5. 放射性核素碘治疗

(1)适应证:中度的弥漫性甲状腺功能亢进症,年龄 30 岁以上,抗甲状腺药物治疗无效或不能坚持用药,有心脏病和肝肾疾病不宜手术治疗者。

(2)禁忌证:妊娠、哺乳期,年龄 30 岁以下,WBC 计数低于 $3×10^9$/L 者。

(3)护理要点

1)服[131]I后不宜用手按压甲状腺,要注意观察服药后反应,警惕可能发生的甲状腺功能亢进症危象症状。

2)服药后 2 小时勿吃固体食物,以防呕吐而丧失[131]I。

3)鼓励患者多饮水(每日 2000~3000ml)至少 2~3 日,以稀释尿液,排出体外。

4)服药后 24 小时内避免咳嗽及吐痰,以免[131]I流失。

5)服[131]I后一般要 3~4 周才见效,此期应卧床休息,如高代谢症状明显者,宜加用普萘洛尔,不宜加抗甲状腺药物。

6)部分患者可暂时出现放射治疗反应,如头晕、乏力、恶心、食欲缺乏等,一般很快消除。

7)如在治疗后(3~6 个月)出现甲状腺功能减低症症状,给予甲状腺素替代治疗。

第三节 库欣综合征

库欣(Cushing)综合征又称皮质醇增多症(hypercortisolism),是由于多种原因使肾上腺皮质分泌过量的糖皮质激素所引起的综合征。主要表现为向心性肥胖、多血质貌、皮肤紫纹、高血压等。女性多于男性,成人多于儿童。

一、病因

肾上腺皮质通常是在 ACTH 作用下分泌皮质醇,当皮质醇超过生理水平时,就反馈抑制ACTH 的释放。本病的发生表明皮质 ACTH 分泌调节失衡;或肾上腺无须 ACTH 作用就能自行分泌皮质醇;或是皮质醇对 ACTH 分泌不能发生正常的抑制作用。

（一）原发性肾上腺皮质病变——原发于肾上腺的肿瘤或增生

其中皮脂腺瘤约占 20%,皮脂腺癌约占 5%,其生长与分泌不受 ACTH 控制。

（二）垂体瘤或下丘脑-垂体功能紊乱

继发于下丘脑-垂体病者可引起肾上腺皮质增生,称增生型皮质醇增多症或库欣病(约占 70%)。

（三）异源 ACTH 综合征

由垂体以外的癌瘤产生 ACTH,少数可能产生类促肾上腺皮质激素释放因子(CRF)样物质,刺激肾上腺皮质增生,分泌过多的皮质类固醇。多见于肺燕麦细胞癌(约占 50%),其次是胸腺癌与胰腺癌(约占 10%)。

（四）医源性糖皮质激素增多症

由于长期大量应用糖皮质激素治疗所致。

二、护理

（一）观察要点

病情判断:皮质醇增多的临床表现如前所述,但由于病因不同,可有不同表现,应仔细观察,以提供临床诊断依据。肾上腺肿瘤所致的库欣综合征没有色素沉着,而垂体性库欣病和异源 ACTH 综合征由于血浆 ACTH 高,皮肤色素加深,且以异源 ACTH 综合征更为明显。肾上腺恶性肿瘤多见于儿童,并且多有性征改变。异源 ACTH 综合征恶性肿瘤所致,消瘦、水肿明显,并且有严重低血钾性碱中毒。

观察体型异常状态的改变。

观察心率、有无高血压及心脑缺血表现。

观察有无发热等各种感染症状。

观察皮肤、肌肉、骨骼状态:皮肤干燥、皮下出血、痤疮、创伤化脓、四肢末梢发绀、水肿、多毛、肌力低下、乏力、疲劳感,骨质疏松与病理性骨折等。

观察尿量、尿液性状改变:有无血尿、蛋白尿、尿糖。

观察有无失眠、烦躁不安、抑郁、兴奋、精神异常等表现。

有无电解质紊乱和糖尿病等症状。

有无月经异常、性功能改变等。

（二）检查的护理

库欣综合征的确诊、病理分类及定位诊断依赖于实验室检查。有没有库欣综合征存在,是什么原因引起的,在做治疗之前,都需要检查清楚。

1. 筛选试验

检查有无肾上腺皮质分泌的异常,方法如下。

(1)24 小时尿 17-OHCS、17-KS、游离皮质醇测定。

(2)血浆皮质醇测定。

(3)皮质醇分泌节律检查:正常皮质醇分泌呈昼夜节律性改变、清晨高、午夜低。检查时可分别于 8:00、16:00、24:00 抽血测皮质醇。库欣综合征患者不但分泌量改变,而且节律消失,下午血皮质醇浓度等于或高于清晨血皮质醇浓度。皮质醇分泌节律消失是该病的早期表现。

(4)小剂量地塞米松抑制试验(服地塞米松 0.5mg,6 小时 1 次,共 48 小时):库欣综合征者不受小剂量地塞米松抑制。

2. 定性试验

为了进一步鉴别肾上腺皮质为增生或肿瘤,可行大剂量地塞米松抑制试验。将地塞米松增加至 2mg,方法同小剂量法。对肾上腺皮质增生者可抑制 50% 以上,而肾上腺肿瘤或异源ACTH 综合征呈阴性结果。

3. 其他

脑部、胸部、肾的 X 线照片,CT、MRI 检查、血生化指标等。

在这些检查中,除了保证方法和收集标本正确外,试验药物的服用时间、剂量的准确是试验成败的关键,护士一定要按量、按时投送药物并看着患者服下全部药物,如有呕吐,要补足剂量。

(三)饮食护理

给予高蛋白质、高维生素、低钠、高钾饮食。

患者每餐进食不宜过多或过少,宜均匀进餐,指导患者采用正确摄取营养平衡的饮食。

并发糖尿病者,应按糖尿病饮食要求限制主食摄入量。

(四)防止外伤、骨折

患者容易发生肋骨、脊柱自发性骨折,如有骨质疏松、肌力低下,容易挫伤、骨折,应关心患者日常生活活动的安全,防止受伤。

本病患者皮肤菲薄,易发生皮下瘀斑,注射、抽血后按压针眼时间宜长,嘱患者要穿着柔软的睡衣,不要系紧腰带,勿用力搓澡,防止碰伤。

嘱患者在疲劳、倦怠时,不要勉强参加劳动,活动范围与运动量也应有所限制。指导患者遵守日常生活制度。

(五)治疗护理

1. 病因治疗

对已查明的垂体或肾上腺腺瘤或腺癌给予手术和(或)放射治疗,去除病因。异位分泌ACTH 的肿瘤亦争取定位,行手术和(或)放射治疗。

抑制糖皮质激素合成的药物适用于以下情况。

(1)存在严重代谢紊乱(低血钾、高血糖、骨质疏松)患者做术前准备。

(2)对不能手术治疗的异位分泌 ACTH 肿瘤患者行姑息性治疗。服药剂量宜由小至大,注意药物不良反应,应于饭后服用,以减少胃肠道反应。

2. 并发症的预防与护理

库欣综合征如果不给予治疗,患者可于数年内死于感染、高血压或自杀,所以对于本病应争取早期诊断、早期治疗,防止并发症,预防感染和外伤,控制高血压及糖尿病;更应注意精神护理,防止自杀发生。

(六)心理护理

绝大多数患者呈向心性肥胖、满月脸、水牛背等特殊体态改变,心理上往往不愿接受这一现实,医护人员切勿当面议论其外表。

手术是治疗本病的重要手段,患者往往对手术有顾虑而焦躁不安、情绪低落、不思饮食,有的患者因手术费用高、担心预后等也可引起情绪的改变,针对以上心理状态,医护人员应向其讲解手术治疗的效果、手术成功事例及术前注意事项,以消除其顾虑,树立战胜疾病的信心。

第四节　高尿酸血症

一、概述

痛风的直接原因是高尿酸血症。尿酸盐的溶解度在正常生理情况下即 pH 值为 7.4、温度 37℃时为 381mmol/L(6.4mg/dl),超过此浓度即达超饱和状态而出现尿酸盐结晶析出,痛风的关节病变、肾脏损伤及痛风石都与尿酸盐的沉积有关。

（一）原发性

病因不明,包括以下两种。

1. 特发性

占原发性痛风的 99％,多见于 40 岁以上的男性和绝经期妇女,部分有家族史,为常染色体多基因遗传。

2. 特异性酶缺陷

少见,起病年龄较早,属 X 性联遗传。主要为嘌呤合成途径中相关的酶,如次黄嘌呤-鸟嘌呤磷酸核糖转移酶(HG-PRT)缺陷或核酸核糖焦磷酸合成酶活性增高,引起嘌呤生成增多所致。

（二）继发性

继发于其他疾病,包括遗传性疾病(如糖原累积病Ⅰ型、Lesch-Nyhan 综合征)、获得性疾病(如血液病、肾脏疾病)或药物(利尿药、水杨酸制剂、化疗药)。

二、护理

（一）观察要点

观察局部疼痛是否急骤、剧烈,有无半夜突发脚疼并不能忍受被褥覆盖的特点。

观察有无典型的关节炎发作表现,反复发作的关节红肿热痛,典型部位为足趾趾关节,其他包括踝、膝、腕、肘和掌指关节。

诱因:有无肥胖、食入高嘌呤及高热量饮食、酗酒、过度疲劳、精神紧张、创伤、湿冷、脚扭伤、感染等诱发因素。

有无痛风石的体征,了解结石的部位及有无症状。

观察体温的变化,有无发热等。

监测血、尿尿酸的变化。

发作未经治疗是否可自行缓解,观察秋水仙碱等药物对急性关节炎的治疗效果,注意有无胃部刺激征或腹泻等。

注意诱发因素、家族史、发病年龄,以及泌尿道尿结石史。

(二)饮食治疗护理

1. 急性痛风患者的饮食治疗

(1)限制嘌呤摄入:通过限制饮食中的嘌呤,减少体内尿酸形成。可根据病情轻重决定膳食中嘌呤的含量。无论急性期或缓解期,均应控制摄入嘌呤含量高的食品。急性期应予低嘌呤饮食,应严格限制嘌呤在每日 150mg 以下。需选含嘌呤低的饮食,禁用含嘌呤高食物,如动物内脏、沙丁鱼、凤尾鱼、鲭鱼、小虾、扁豆、黄豆、浓肉汤及菌藻类等。对于含有高嘌呤的鱼类、肉类,在食用前可先用开水煮一下,使大部分嘌呤溶解进入汤中,然后弃汤吃肉,或再进行加工烹调。这样既能补充优质蛋白质,又可减少嘌呤的摄入。

(2)限制能量摄入,降低体重:因痛风患者多伴有肥胖、高血压和糖尿病等,故应限制热能,设法达到理想体重。热能根据病情而定,一般为每日 1500～1 800kcal。控制主食、甜食、零食的摄入;增加运动,超重者应减重,但切忌减重过快,应循序而进,减重过快促进脂肪分解,易导致饥饿性酮症,引起痛风急性发作。

(3)蛋白质:蛋白质摄入量不宜过高,否则不利于尿酸的排出。标准体重时蛋白质可按每日 0.8～1.0g/kg 供给,全天在 40～65g,可选用牛奶、鸡蛋、谷类、蔬菜作为蛋白质的来源。以植物蛋白为主,动物蛋白可选用牛奶、鸡蛋。因牛奶、鸡蛋无细胞结构,不含核蛋白,可在蛋白质供给量允许范围内选用。尽量不用肉类、禽类、鱼类等,如一定用,可将瘦肉、禽肉等少量经煮沸弃汤后食用。

(4)脂肪:限制脂肪的摄入量,脂肪具有阻碍肾排泄尿酸的作用,使尿酸升高,同时脂肪供给的热能高,易引起肥胖,对患者不利。脂肪摄入量控制在每日 50g 左右。烹调方法多采用蒸、煮、炖、氽等用油少的方法。

(5)维生素和矿物质:供给充足 B 族维生素和维生素 C。多供给蔬菜、水果等偏碱性食物。摄入蔬菜每日 1000g,水果 200～300g,在碱性环境能提高尿酸盐溶解度,有利于尿酸排出;且蔬菜和水果富含维生素 C,能促进组织内尿酸盐溶解。痛风症患者易患高血压和高血脂等,应限制钠盐摄入,通常每天 2～5g。

(6)水分:多饮水,食用含水分多的水果和食品,液体量维持在每日 2000～3000ml,以保证尿量,促进尿酸的排出;肾功能不全时水分宜适量。

(7)禁用刺激性食品:禁用强烈香料及调味品,如酒和辛辣调味品。过去曾禁用咖啡、茶叶和可可,因分别含有咖啡因、茶碱和可可碱。但咖啡因、茶叶碱和可可碱在体内代谢中并不产生尿酸盐,也不在痛风石里沉积,故可适量选用。据报道,过分嗜好辛辣食物者平均血尿酸水平显著高于不食辛辣浓烈食物者。

(8)忌酒(包括啤酒):因为啤酒本身就含有嘌呤,加之乙醇可促进尿酸的合成,过多地饮酒还会引起乳酸升高,进而阻碍尿酸排出。

2. 慢性痛风患者的饮食治疗

给予平衡饮食,适当放宽嘌呤摄入的限制,但仍禁食含嘌呤较多的食物,限量选用含嘌呤在 75mg 以内食物,自由选食含嘌呤量少的食物。坚持减肥,维持理想体重。

(三)治疗护理

治疗目的:迅速控制痛风性关节炎急性发作,预防急性关节炎发作,纠正高尿酸血症,防止尿酸盐的沉积造成的关节破坏及肾损害,促进结石溶解。手术剔除痛风石,对损毁关节进行矫形手术,以提高生活质量。

1. 急性期治疗护理

痛风急性发作,应绝对卧床休息,抬高患肢,积极控制疼痛的发作。秋水仙碱、吲哚美辛及糖皮质激素治疗可取得良好效果。早期用药治疗:秋水仙碱,首次剂量 0.5～1mg,以后每小时 0.5mg,直至疼痛缓解或出现恶心、呕吐、水样腹泻等胃肠道症状后停用。缓解后用 0.5mg,每日 1～2 次维持。胃肠反应严重者可用秋水仙碱 2mg 加生理盐水 20ml,静脉缓慢注入,不少于 10 分钟;4～6 小时可重复使用,24 小时剂量不超过 5mg。定期检查白细胞,以防止白细胞减少。吲哚美辛:25～50mg/次,每日 2～3 次。保泰松:200mg,以后每 4～6 小时服 100mg,直至症状缓解。糖皮质激素:泼尼松 10mg,每日 3～4 次。

2. 发作间歇和慢性期治疗

排尿酸药丙磺舒,0.25g,每日 2～3 次。如血尿酸显著增高,可 1～2 周调一次整剂量,在原来每日剂量中增加 0.5g,直至血尿酸降至理想水平。抑制尿酸合成药别嘌醇,200～600mg,每日 3 次,可以每日 1 次用药,效果与分次用药相同。

3. 用药原则

发作痛风时使用秋水仙碱治疗,可取得良好效果,必要时用吲哚美辛、糖皮质激素等。发作期间要控制高嘌呤类饮食,服用别嘌呤类醇以降低血尿酸含量,需长期服用。

4. 用药护理

指导患者了解药物的作用、不良反应,观察其对药物耐受的剂量,及时监测血常规及肝、肾功能。同时,鼓励患者多饮水以稀释尿液,每日液体摄入总量为 2000～3000ml,使排尿量每日达 2000ml 以上,促进尿酸排泄,防止结石的形成。

第五章　神经外科疾病的护理

第一节　急性脑卒中

急性脑卒中是突然起病的脑血液循环障碍导致猝然发生的暂时或永久的神经功能损害、缺失,居我国三大死因次位。我国城市脑血管病的年发病率、死亡率分别为 219 人/10 万人和 116 人/10 万人,农村地区分别为 185 人/10 万人和 142 人/10 万人,全国每年死于脑血管病约 150 万人,存活者中度致残的占 1/3。急性脑卒中高的发病率、病死率、致残率,严重威胁人类健康,造成社会和家庭沉重的经济和精神负担。

一、急性脑卒中分类

脑卒中可分为出血性卒中和缺血性卒中两大类。

(一)出血性卒中

出血性卒中是指非外伤性脑实质内或脑表面的出血,包括脑出血和蛛网膜下隙出血,主要病因有高血压、脑血管畸形、脑淀粉样血管病和溶栓、抗凝、瘤卒中等。急性期病死率为 30%～40%,在急性脑卒中最高。

(二)缺血性卒中

缺血性卒中又称为脑梗死,占全部脑卒中的 60%～80%,指因脑部血液循环障碍,缺血、缺氧所致的局限性脑组织的缺血性坏死或软化。血管壁病变、血液成分和血流动力学改变是引起脑梗死的主要原因,包括短暂性脑缺血发作(TIA)、脑栓塞、脑血栓形成等。

二、护理

(一)护理目标

协助院前急救,保存脑功能,挽救生命。

发现早期症状,提供治疗依据,保障治疗顺利实施。

预防并发症,促进功能恢复,减少致残率。

提高患者及家庭的自护能力。

(二)护理措施

1. 院外急救时的护理,监测和维持生命体征

保持呼吸道通畅,解开患者衣领,有义齿者应设法取出,必要时吸痰、清除口腔呕吐物或分泌物。昏迷患者应侧卧位,途中保护患者头部免受振动,在旁适当固定。遵医嘱给予甘露醇和降压、止痉药物,抽搐者预防舌咬伤等意外。必要时吸氧及进行心电监护。途中应提前通知急诊室,做好准备及时抢救。

2. 所有急性脑卒中患者，无论病情轻重，都应安置于卒中病房或神经科监护病房

对入院时病情较轻的患者勿麻痹大意，由于再出血、血栓的扩展、复发栓子、病灶周围水肿区的扩展或脑疝等因素，都能使病情恶化，造成危险。

3. 严密观察生命体征的变化

动态观察患者神志、瞳孔、体温、肢体活动情况，及早发现潜在问题，为抢救、治疗赢得宝贵时机，减少病死率和致残率。

(1)立即进行心电、血压、呼吸、血氧饱和度监护，观察其变化：出现呼吸、心搏骤停者，立即进行心肺复苏。重症脑卒中死亡原因主要是脑出血和大范围脑梗死引起的颅内压增高，致使脑疝和中枢功能衰竭，若能早期发现，及时处理，可挽救生命。如呼吸次数明显减慢，出现鼾声、叹息、抽泣样呼吸，则提示呼吸中枢受到损害，病情危重；病变波及脑干时，早期就会出现脉搏、呼吸、血压等异常；血压、脉搏、呼吸也反映了颅内压的改变。颅内压增高时，血压急剧上升，脉搏慢而有力，呼吸深大呈潮式呼吸，意识障碍加重，呕吐频繁，可能为脑疝的前驱症状；血压下降，则可能为延髓功能衰竭。发现异常及时报告医生，并协助抢救、处理。

(2)观察意识：部分急性脑卒中患者存在着不同程度的意识障碍，意识的改变提示病情的轻重，也是判断脑水肿和颅内压高低的指征之一，它的改变多较瞳孔变化早。护士可通过简单的问话、呼唤或刺激(如角膜刺激反射、压眶反射、针刺皮肤疼痛觉)、观察患者是否睁眼来判断意识障碍程度。通过对话了解清醒患者的辨识力、记忆力、计算力及抽象思维能力，做出正确估计。

(3)观察瞳孔：急性期护士每15～30min观察瞳孔和眼球运动情况1次。应注意瞳孔的大小、形态、对光反射敏感还是迟钝等，双侧同时进行对比性观察，做好记录，前后对比，对确定损害部位和程度有一定帮助。两侧瞳孔缩小呈针尖样，为桥脑出血的体征；双侧瞳孔不等大提示脑疝的可能；脑缺氧时瞳孔可扩大，如持续扩大，提示预后不良。观察眼球有无向外、内、上凝视。双眼球向外凝视，提示脑干病变。

(4)观察体温：在发病早期可骤然升高至39℃以上，体温分布不均匀，双侧皮肤温度不对称，患者多无寒战。如体温逐渐升高并呈弛张热型，多伴有感染；如持续低热，为出血后吸收热的表现；如体温下降或不升，提示病情危重。

(5)观察有无抽搐、强直性痉挛、呕吐、呕血、黑粪、躁动等情况；持续导尿，观察尿量情况。

(6)保持呼吸道通畅：对于昏迷的急性脑卒中患者，务必注意保持呼吸道通畅，防止窒息危险。施行气管插管或切开术者，术后加强护理。患者应取侧卧位或头偏向一侧，经常翻身叩背，使呼吸道内分泌物引流通畅。如有呕吐物或痰液阻塞，应及时吸痰，并注意防止舌后坠。

4. 休息和体位护理

脑卒中急性期绝对卧床休息，限制活动。尤其是发病后24～48h尽量减少搬动。一般每2h翻身1次，预防局部皮肤受压，翻身动作要轻、稳。因体位改变可导致颅内压一过性升高，高血压脑出血患者、颅内压较高的患者，应相对固定头部，血压平稳后才适当变换体位，取床头抬高15°～30°体位，降低颅内压。颅内压不高的急性缺血性卒中患者保持平卧或侧卧位，头部平放，将枕头撤下，以保证脑部血液供应。

5. 发热和亚低温治疗的护理

亚低温主要是指轻、中度低温(28～35℃)。在急性脑卒中早期采用亚低温治疗，能降低

脑细胞代谢和耗氧量,有利于减轻脑水肿,促进神经细胞功能的修复。

(1)方法:床上垫冰毯,水温 10～20℃;头部置冰帽,水温 4～10℃。在 2～3h 内将患者的体温控制在 35～36℃,持续降温 5～7d。

(2)护理注意事项:严密观察体温变化,患者腋下持续留置体温探头,使腋温保持在 35～36℃,以利保护脑细胞;注意降温仪的工作运行情况,根据体温及时调整设置温度。掌握降温幅度,出现寒战时适当提高冰毯温度,盖被保暖;避免患者皮肤直接接触冰帽和冰毯,每 30min 检查 1 次水温,观察皮肤颜色,以免冻伤;亚低温治疗时严密监测心电、血压、呼吸、脉搏、意识、瞳孔等。低温可使患者的心率减慢,血压降低。体温降低过多易引起心血管功能紊乱,出现心律失常,严重者可因室颤而死亡。如有变化及时报告医生处理;在亚低温治疗结束前,先撤除冰毯,使腋温逐渐自然回升到 36～37℃,连续 3d,再撤除冰帽。

6. 药物治疗的护理

(1)静脉滴注甘露醇的护理:甘露醇能降低颅内高压,预防脑疝形成。静脉滴注要根据病情及医嘱按时应用,保证应有的治疗作用。20% 的甘露醇 250ml 必须在 30min 内输完,尽量选择较粗的静脉和注射针头或加压静脉滴注、静脉推注。使用甘露醇期间,要经常更换注射部位,避免在同一条静脉多次滴注,以免刺激局部产生疼痛或引起静脉炎,静脉滴注过程中要经常观察有无渗出,避免甘露醇大量渗出导致组织坏死。由于甘露醇的高渗作用,静脉快速滴注时使血容量突然增加,血压上升,心脏负荷增加。在用药过程中要密切观察心率、脉搏、呼吸、血压等,出现呼吸困难、憋气、烦躁等急性心衰的表现时,立即减慢滴速,通知医生及时处理。

(2)降压治疗的护理:护士必须明确急性脑缺血性卒中时调控血压的目标值。除了高血压脑病、蛛网膜下隙出血、主动脉夹层分离、心力衰竭、肾衰竭等情况外,大多数情况下,除非收缩压＞220mmHg,或舒张压＞120mmHg,或平均血压＞130mmHg,否则不进行降压治疗。使用降压药物治疗时,护士要密切监护血压和神经功能变化,严格按照医嘱的剂量和速度给药,出现血压波动及时通知医生调整药物和剂量。

(3)静脉溶栓治疗的护理:急性脑梗死应用重组组织型纤溶酶原激活物(rt-PA)溶栓治疗,使血管再通复流,挽救半暗带组织,避免形成坏死。溶栓时间窗为 3～6h。

迅速帮助医生完成静脉溶栓前各项准备工作,保障 3h 的最佳时间窗。检查知情同意书是否签字、完善。

密切观察和管理血压。能够开始溶栓治疗的目标血压为收缩压＜185mmHg 和(或)舒张压＜105mmHg。遵照医嘱在给予 rt-PA 前直至应用后的 24h,严密管理血压,动态监护,根据血压水平及时调整降压药物的量和速度。

准确注入溶栓药物。rt-PA 剂量为 0.9mg/kg(最大剂量 90mg),先在 1min 内静脉推注总量的 10%,其余剂量连续静脉滴注,60min 滴完,使用微量泵,确保均匀无误。

动态评估神经功能,用药过程中每 15min 1 次,随后 6h 内,每 30min 1 次,此后每 60min 1 次直至 24h。

观察出血并发症。溶栓中患者出现严重的头痛、急性血压增高、恶心或呕吐、急性呼吸衰竭,应注意颅内出血的可能,应立即停用溶栓药物,紧急进行头颅 CT 检查并协助抢救。发现突发的皮下大片瘀斑,创面出血或注射针孔渗血不止,采用压迫止血无效,咳痰带血、咯血、肉眼血尿、呕血、黑粪,以及出血的全身症状等,立即报告医生。

7. 吞咽障碍患者的护理

意识尚清楚能进食的患者给予易消化的半流质饮食和软食,食物温度要适中,以清淡为主,可根据患者的饮食习惯搭配饮食,增加患者食欲,保证热量及营养供给。并发吞咽障碍和昏迷患者24~48h内禁食,以静脉补液来维持生命需要。48h后,仍不能进食者,可给予鼻饲饮食。急性脑梗死患者吞咽障碍的发生率在29%~45%,容易发生营养不良、脱水、误吸,误吸引起的肺炎占肺炎死亡的1/3。

(1)轻度吞咽障碍,帮助患者取坐位进食,颈部微前屈以减少食物反流及误吸。不能坐起者取半卧位,偏瘫者患侧肩部垫软枕,进食后保持该体位30min,以减少食物向鼻腔逆流和误吸。给予软食、冻状、糊状的碎食,进食时食物的量要小,以一汤匙为适宜,待食物完全下咽后再给下一次。舌肌运动麻痹不能将食物推向咽部时,将食团送至患者的舌根部,引起吞咽反射将食物吞下。面瘫者由健侧喂食,检查口内无残留食物后再送入食物。

(2)重度吞咽障碍时,为满足营养需求,同时防止吸入性肺炎的发生,需留置胃管鼻饲流质食物。为防止鼻饲时发生吸入性肺炎,可延长胃管插入长度,鼻饲时抬高床头,限制每次鼻饲量(150~250ml)和速度(8~10ml/min),防止发生胃潴留。鼻饲过程中注意观察,患者出现恶心、呕吐、呛咳、呼吸困难等,可能发生反流或误吸,应立即停止鼻饲,取右侧卧位,头部放低,清除气道内异物,并抽吸胃内容物,防止进一步反流造成严重后果。

8. 排尿及尿路感染并发症的护理

如果无尿潴留,尽量不插尿管,使用自制集尿袋,每次便后清洗会阴部。必须留置导尿时,导尿过程和护理导尿系统严格遵守无菌原则,保持系统密闭,每日更换无菌引流袋,会阴部护理每天1~2次,保持尿道口及周围皮肤清洁。有感染时遵医嘱给予0.2%甲硝唑,每日2次,膀胱冲洗。

9. 预防肺部感染并发症的护理

急性脑卒中并发肺部感染是导致死亡的主要原因之一。由于呼吸中枢受抑制,咳嗽反射减弱,吞咽障碍易发生呛咳、误吸,卧床致呼吸道分泌物积聚。老年患者因体质弱、抵抗力低下等因素,更增加其易感性,导致肺炎而危及生命。具体措施:采取头高侧卧位,头稍后仰,利于口咽部分泌物引流。每1~2h翻身1次,同时配合叩背,刺激咳嗽使痰液排出。意识不清者及时吸出口腔、呼吸道内分泌物防止呛咳、痰液坠积。雾化吸入湿化呼吸道、稀化痰液。气管切开患者加强呼吸道的管理,严格无菌操作,每6h消毒气管内套管1次。必要时根据药敏结果行气管内滴药后及时吸痰。保持口腔清洁,昏迷患者每日清洁口腔4次。

10. 预防皮肤、黏膜感染并发症的护理

预防压疮最重要的是避免同一部位长时间受压,每2h翻身1次,骨隆起处要加软垫保护,按摩受压部位改善血液循环。定时全身擦浴,每天至少1次,保持皮肤清洁,保证床铺及皮肤干燥,眼闭合不全者覆盖无菌湿纱布,涂金霉素眼膏,防止感染及眼球干燥。防止口腔黏膜过分干燥,可用湿棉球沾湿口唇及颊黏膜。呕吐后要及时清除口腔异物,用水清洗使口腔清洁。

11. 消化道出血并发症的护理

急性脑卒中时的应激,常引起胃肠道黏膜急性糜烂、出血和溃疡,导致上消化道出血。应激性溃疡多发生在急性脑卒中的高峰期,出血量有时较大,不易自止,可迅速导致循环衰竭、脑血管病症状恶化,预后不良。注意观察消化道出血征兆,神志清醒患者出现不同程度的腹胀、恶心、腹部隐痛、肠鸣音活跃、躁动、呃逆、尿量减少等,昏迷或有意识障碍患者突发的血压下降、心率增快、脉搏细数、睑结膜、甲床苍白,即使尚未表现出明显的呕血或黑粪,也应考虑为上消化道出血。注意大便颜色及抽出的胃内容物的颜色。发现消化道出血时,密切观察患者意识及生命体征变化,立即报告医生并配合积极抢救。

12. 心脏并发症的护理

常规持续心电监护,患者有胸闷、胸痛症状或发现 ST-T 改变、心律失常,及时向医生报告,及时诊断和治疗。

13. 并发癫痫的护理

脑卒中后癫痫,尤其是并发癫痫持续状态,是临床上一种紧急情况,应立即抢救,中止发作。否则导致昏迷加深、高热、脱水、呼吸循环衰竭,甚至死亡。

护士要重视预见性护理。大脑皮质卒中癫痫发生率最高,蛛网膜下隙出血癫痫率高,脑出血次之,脑梗死最低。对高发患者随时注意有无癫痫症状,发现病情变化及时与医生联系,同时准备好抢救物品及药品。

对癫痫大发作者要保护患者,防止外伤。加保护床栏、垫牙垫、取出活动义齿、防止坠床及舌咬伤,确保患者安全。保持呼吸道通畅,应将患者头偏向一侧,痰多者及时吸痰,防止吸入性肺炎。高热患者予物理降温并配合药物治疗。认真执行医嘱,严格掌握给药剂量和途径。抗癫痫药物剂量大时抑制呼吸,一旦出现应立即配合医生抢救。发作时,观察抽搐的部位、次数、持续时间、间隔时间及发作时对光反射是否存在并详细记录。

14. 早期康复护理

对急性脑卒中患者实施早期康复护理干预,目的是防止出现肿胀、肌肉挛缩、关节活动受限等影响功能恢复的情况,预防并发症、降低致残率,提高患者生活质量。早期床旁康复如患肢保护、被动活动等,简单有效,容易掌握,应充分重视。

(1)维持正确的体位摆放和正确的卧姿,保持各关节功能位置,预防关节畸形。

正确的体位即上肢保持肩向前伸,伸肘,下肢以保持稍屈髋、屈膝、踝中立位。每次变动体位后,及时将患者肢体置于功能位。

仰卧位时,在患肩后方和膝关节下方各放一软枕,使肩向前、稍外展、伸肘,前壁旋后,手指伸展或握一毛巾卷。腿外侧及足下均放枕相抵,防腿外展、外旋及足下垂、足外翻;健侧卧位时,前屈 80°~90°,稍屈肘,前臂旋前,手同上。健侧下肢稍后伸,屈膝。患侧下肢放在健侧前,在其下方放枕,保持屈髋、屈膝、踝中立位;患侧卧位时患肩前伸、前屈,避免受压,其下放软枕,伸肘、前臂旋后,手同上。健侧上肢处于舒适位置即可,患侧下肢稍后伸、屈膝、踝中立位。健侧下肢放在患侧前面,屈髋、膝,其下放软枕。

(2)按摩和被动活动肢体,尤其是瘫痪侧肢体。对瘫痪肌肉揉捏按摩,对拮抗肌予以安抚性的按摩,使其放松。按摩后进行关节各方向的被动活动,先大关节,后小关节。活动范围以正常关节活动度为依据,尽可能活动到位,每次 30min,每天 2 次,幅度由小到大,循序渐进。

(3)出现自主运动后,鼓励患者以自主运动为主,辅以被动运动,以健侧带动患侧,床上翻身和进行患侧运动,每次 30min,每天 2 次。教患者自力翻身,双手交叉前平举,双足撑床,头转向翻身侧,向两侧摆动并翻身。练习坐起,锻炼躯干肌肉,能在床上稳坐后,可让其使两下肢下垂并练习两下肢活动,准备下地站立和步行。开始时由于肌力差,需要由医务人员助力使动作完成,但必须以患者的主动运动为主、助力为辅。当肌力达3级时,每日应多次练习主动运动,逐渐增加抗阻运动练习,进一步发展肌肉力量,促进功能恢复。

(4)面、舌、唇肌刺激:张口、鼓腮、叩齿、伸舌、舌顶上腭等,冰冻棉签和(或)冰块含服及味觉刺激,鼓励患者与治疗师交流,在治疗期间进行言语矫治。

(5)语言康复训练:运动性失语是脑卒中常见症状,其主要特征为语言的产生困难、说话缓慢、声音失真,有单词遗漏,言语重复、命名异常,朗读困难,并有书写困难。语言康复训练介入越早越好。意识清醒、生命体征基本稳定后即可开始,以达到最大限度的功能恢复。

进行口形及声音训练,教会患者支配控制唇舌发音,先易后难;进行发音肌肉的训练,重点指导患者练习舌及口腔肌肉的协调运动。指导患者尽力将舌向外伸出,然后将舌头从外上到外下、外左,再到外右,由慢到快,每天5～10次,每次练习5～10min。或让患者听命令做口形动作,如鼓腮、吹气;口语训练时向其提出简短的问题,说话缓慢清晰,问后给患者一定的时间回答;用直观的方法重新认字、认物,进行理解、识别训练;教会患者用形体语言表达意愿。

(6)心理护理:急性脑卒中患者心理问题突出,对功能恢复非常不利,要高度重视心理康复。患者常存在自卑、抑郁、烦躁、悲观失望、淡漠,甚至拒绝交流等情况。护士要重视对患者精神情绪变化的监控,应用语言、体态语言等方法与患者沟通交流,对其进行解释、安慰、鼓励、保证,尽量消除存在的顾虑,增强战胜疾病的信心,使其坚信经过持之以恒的康复训练,身体功能可以得到较好的恢复。抑郁症与焦虑症,均应同时辅以药物治疗及行为治疗。

第二节 短暂性脑缺血

短暂性脑缺血发作(TIA)是由于脑动脉狭窄、闭塞或血流动力学异常而导致的短暂性、反复发作性脑局部组织的血液供应不足,使该动脉所支配的脑组织发生缺血性损伤,表现出相应的神经功能障碍。典型的临床症状可持续数分钟至数小时,可反复发作,但在24小时内完全恢复,不遗留任何后遗症,但有部分可发展为完全性卒中。可分为颈内动脉系统及椎-基底动脉系统TIA。椎-基底动脉系统TIA可发生短暂的意识障碍。

一、病因与发病机制

TIA的病因及发病机制至今尚不安全清楚,目前认为有以下几种学说。

(一)微栓塞学说

发现微栓子的来源部位,即人颅动脉存在粥样硬化斑块及附壁血栓;脑动脉血流具有方向性,造成反复出现同一部位TIA。

(二)脑动脉痉挛学说

脑动脉硬化、管腔狭窄,血流经过时产生的漩涡刺激动脉壁使动脉痉挛,造成短时的缺血。

(三)颈椎学说

椎动脉硬化及横突孔周围骨质增生直接压迫椎动脉,突然过度活动颈部使椎动脉扭曲和受压,出现椎基底动脉系统的 TIA;增生的骨质直接刺激颈交感干造成椎-基底动脉痉挛。

（四）脑血流动力学障碍学说

在脑动脉粥样硬化、管腔狭窄的基础上,血压突然下降,脑分水岭区的灌注压下降,出现相应的脑缺血表现。

（五）心脏病变学说

心脏产生的栓子不断进入脑动脉导致阻塞,或心功能减退导致脑动脉的供血不足。引起 TIA 最常见的心脏病有心瓣膜病、心律失常、心肌梗死等。

（六）血液成分异常学说

红细胞增多症、血小板增多症、骨髓增生性疾病、白血病、避孕药、雌激素、产后、手术后等。

（七）脑动脉壁异常学说

动脉粥样硬化病变、系统性红斑狼疮、脑动脉纤维肌肉发育不良、烟雾病及动脉炎等。

二、护理

（一）评估

1. 健康史

在短暂性脑缺血发作中,男性患病率高于女性,平均发病年龄 55 岁。在急性脑血管病中,短暂性脑缺血发作占 10%。

2. 身心状况

对频繁发作的 TIA 患者,应密切观察发作的时间、次数、临床症状等。

（二）护理要点及措施

1. 检查患者感觉障碍侧的肢体活动及皮肤情况。

2. 防止烫伤、扭伤、压伤、撞伤等。

3. 对于患者视觉障碍,特别是偏盲者,病房环境应简洁整齐,物品放置规范,生活用品放在患者视觉范围内(训练时除外)。

4. 发作时应做好肢体功能位的护理。

5. 加强饮食护理,选择营养丰富的软食、团状或糊状食物,保证患者的营养摄入,防止误吸。

6. 根据患者 TIA 发作频次、时间等制订保护措施。发作频繁者限制活动,给予卧床。必要时给予陪护,并向陪护人员讲解预防摔伤的相关知识。

7. 发作时的护理:密切观察发作时的临床表现,有无意识障碍等症状,并立即给予吸氧;发作后检查患者有无摔伤、骨折,必要时行 X 线、CT 等检查。

8. 并发症的护理:当出现饮水呛咳、吞咽困难时,应给予相应护理。

9. 密切观察药物的作用与不良反应。

第三节　开放性颅脑损伤

一、概述

开放性颅脑损伤是指颅骨和硬脑膜破损,脑组织直接或间接地与外界相通。多因锐器、钝器打击和坠伤与跌伤所造成。开放性颅脑损伤按受伤原因可分为以下几种。

（一）钝器伤

致伤物为棍棒、砖、锤、斧背等。该类损伤所造成的头皮挫裂伤创缘不整,颅骨呈粉碎性骨折伴凹陷,硬脑膜常被骨折片刺破,脑组织挫裂伤面积较大,可伴有颅内血肿及一定程度的脑对冲伤,常有异物、毛发、泥沙等污染创面,感染发生率高。

（二）锐器伤

致伤物有刀、斧、匕首等。该类损伤所致的头皮损伤创缘整齐,颅骨呈槽形裂开或陷入,硬脑膜及脑组织也有裂伤及出血,对冲性脑损伤少见。通常锐器伤污染较轻,颅内异物亦少见,感染发生率较低。

（三）坠伤、跌伤

由于快速运动的头颅撞击在有棱角或突起的固定物上所致。常引起头皮裂伤,伴局限性或广泛性颅骨骨折及脑挫裂伤,对冲性脑损伤较多见,颅内出血及感染的机会也较多。

二、护理评估

了解与现患疾病相关的外伤史、受伤时间、致伤物及出血情况;观察意识、瞳孔、生命体征、肢体障碍、语言等神经系统功能,是否有休克表现;观察伤口的形状、深浅、出血量、是否与颅腔相通。

三、护理要点及措施

（一）术前护理

观察创面情况,记录出血量,对创面和伤口的异物不可贸然取出,以防造成出血和脑损伤。患者有脑膨出时,可用敷料绕其周围,上面用无菌油纱覆盖,或用无菌碗罩于膨出的脑组织,再加包扎,保护脑组织,以免污染和损伤。

饮食视病情而定,神志清醒的患者,应鼓励其食用高蛋白、高热量、多维生素等易消化食物,以满足机体的生理需要,增强抗病能力,促进创伤的修复。病情严重需手术治疗的患者应禁食水。

开放性颅脑损伤要及时注射破伤风抗毒素,为预防二重感染,周围环境要保持清洁,适当限制探视,室内定期空气消毒。

严密观察患者的意识、瞳孔、生命体征及神经功能损害程度,特别在伤后24～48h,每小时观察测量1次并记录。对出现休克、颅内血肿、脑疝等前期症状,应立即通知医师,并协助抢救。

合并颅底骨折和颌面创伤时,要及时清除口腔和呼吸道分泌物及血凝块,以防引起窒息和吸入性肺炎。患者伤后昏迷、呼吸不畅,分泌物较多致呼吸困难者,需及时吸痰或及早行气管切开,以保持呼吸道通畅。

做好术前准备工作。

（二）术后护理

1. 按神经外科术后护理常规及全身麻醉术后护理

（1）意识、瞳孔、生命体征的观察。患者术毕15～30min应测量血压、脉搏、呼吸各1次,同时注意观察意识、瞳孔及肢体活动的变化。

（2）保持呼吸道通畅。在麻醉清醒前患者易发生舌后坠、喉痉挛、呼吸道分泌物多,咳嗽、吞咽反射减弱等,因此术后要保持呼吸道通畅,及时清除呼吸道分泌物,注意有无呼吸困难、烦躁不安等呼吸道梗阻症状。

（3）伤口的观察。严密观察伤口渗血、渗液情况,并严密观察伤口周围组织有无肿胀、"波动"感;保持切口敷料的清洁、干燥;注意体温变化,若体温持续升高,应及时做腰穿及脑脊液常规、生化、细菌培养等;同时术前术后严格遵医嘱使用抗生素。

（4）保持头部引流管的固定可靠,防止脱落及扭曲,发现引流管不畅及时报告医生,引流袋每日更换 1 次,认真观察并记录引流液的色及量,若引流量及色异常及时报告医生。

（5）对躁动患者仔细分析引起躁动的原因,特别要考虑颅内再出血、脑水肿等颅内因素,应及时通知医生,复查 CT 确诊,对躁动患者加强护理,防止坠床,但不宜加强约束,否则患者会因反抗外力消耗能量而衰竭。

2. 并发症护理

（1）防治应激性溃疡引起的上消化道出血。要密切观察患者的生命体征,鼻饲患者要及时抽吸胃液,动态观察有无应激性溃疡的发生。如有上消化道出血,要通知医生,遵医嘱给予 H 受体拮抗药,暂禁食,给予持续胃肠减压、冰盐水洗胃或胃内注入去甲肾上腺素 2mg 加生理盐水 50ml,避免生、冷、硬食物。

（2）预防肺部感染。定时给患者翻身、叩背、吸痰。

（3）防治肾衰竭及尿路感染。严格记录液体出入量,观察尿液色、量、比重,防止血容量不足导致急性肾衰竭。留置导尿管患者每日膀胱冲洗,3d 更换 1 次性尿袋,防止尿路感染。

（4）防止压疮的发生。每 2 小时翻身 1 次,在搬动患者时注意身体各部分的位置,避免拉、扯、拽患者。

（5）预防下肢深静脉血栓的形成。每天有计划地为患者做被动肢体活动和肢体按摩。给患者静脉输液时尽量选择上肢静脉。

（6）术后肢体偏瘫或活动障碍者,要保持肢体处于功能位,急性期过后要尽早给患者进行瘫痪肢体的功能训练,促进肢体的功能恢复,防止足下垂、肢体僵硬及失用性萎缩。

（三）心理护理

开放性颅脑损伤的患者,由于躯体上突然遭到极大的创伤,不少患者可留有某些神经或精神障碍方面后遗症,如失语、肢体瘫痪、智能降低,或出现头晕、记忆力减退、心悸等功能性表现。为促进患者的康复,要关心患者的痛苦,耐心解释伤情。家庭、社会各方面人员都要注意避免夸大伤情,以防造成患者恐慌心理。及时掌握患者的心理活动,有效地给患者心理上的支持,并向其介绍疾病的治疗效果和治疗方法,使者能够正确地接受现实,与医护人员合作,树立战胜疾病的信心。嘱家属全力配合,共同协助患者康复。

第四节　硬膜下血肿

一、概述

硬脑膜下血肿是指出血积聚在硬脑膜下腔,是最常见的颅内血肿。约占外伤性颅内血肿的 40%,多属急性(3d 内)或亚急性(4~21d)型。急性或亚急性硬脑膜下血肿的出血来源主要是脑皮质血管,大多由对冲性脑挫裂伤所致,好发于额极、颞极及基底面,可视为脑挫裂伤的一种并发症,称为复合型硬脑膜下血肿。另一种较少见的血肿是由于大脑表面回流到静脉窦的桥静脉或静脉窦本身撕裂所致,范围较广,可不伴有脑挫裂伤,称为单纯性硬脑膜下血肿。慢性硬脑膜下血肿(22d 以上)的出血来源及发病机制尚不完全清楚。好发于老年人,大多有轻微头部外伤史,部分患者无外伤,可能与营养不良、维生素 C 缺乏、血管性或出血性疾病等相关。

二、护理评估

详细了解受伤过程,如暴力大小、方向、性质、速度,患者当时有无意识障碍,其程度及持续时间,有无中间清醒期、逆行性健忘,受伤当时有无口鼻、外耳道出血或脑脊液漏发生,是否出现头痛、恶心、呕吐等情况,了解现场急救情况,了解患者既往健康状况。全面检查并结合 X 线、CT 及 MRI 检查结果判断损伤的严重程度及类型,评估患者损伤后的症状及体征,确定是开放或闭合性损伤,了解有无神经系统病症及颅内压增高征象;观察患者生命体征、意识状态、瞳孔及神经系统体征的动态变化,区分脑伤是原发性还是继发性。了解患者的营养状态、自理能力等,了解家属对患者的支持能力和程度,了解患者及家属对颅脑损伤及其功能恢复的心理反应。

三、护理要点及措施

(一)术前护理

1. 保持呼吸道通畅

硬脑膜下血肿常有不同程度的意识障碍,丧失正常的咳嗽反射和吞咽功能,呼吸道分泌物不能有效排出,血液、脑脊液及呕吐物等可引起误吸;舌根后坠可引起呼吸道梗阻。因此,应尽快清除口腔和眼部血块或呕吐物,将患者侧卧或放置口咽通气道。禁用吗啡止痛,以防呼吸抑制。

2. 妥善处理伤口

单纯头皮出血,可在清创后加压包扎止血;如果有开放性颅脑损伤,应剪短伤口周围头发,消毒时注意勿使乙醇流入伤口;伤口局部不冲洗、不用药;外露的脑组织周围可用消毒纱布保护,外加干纱布适当包扎,避免局部受压。

3. 防止休克

一旦出现休克征象,应协助医生查明有无颅外部位损伤,如多发性骨折、内脏破裂等。患者应平卧,注意保暖、补充血容量。

4. 做好护理记录

准确记录受伤经过、初期检查发现、急救处理经过,以及生命体征、意识、瞳孔、肢体活动等病情演变。

5. 术前准备

(1)皮肤准备:术前 1d 剃头,手术日晨再次剃头,用聚维酮碘或 1∶1000 苯扎溴铵纱布消毒头皮,仔细检查手术野有无感染及破溃处,并戴上手术帽或用无菌治疗巾包裹。

(2)有颅内压增高者切忌灌肠,可用轻泻药,如酚酞、开塞露、番泻叶等。

(3)术前 12h 禁食、8h 禁饮。

(4)备齐带进手术室的药物、病历、CT、MRI、取血单等。

(5)术日晨按医嘱给药,监测生命体征,如有异常及时汇报医生。

(6)做好接手术患者准备:铺麻醉床,垫尿垫,将床摇高,备好床旁用物,如负压吸引器、多功能监护仪、输液架、大别针 2 个、量杯、纸巾、漱口水、吸管、特护记录本、笔、输液盘、适量的药物和无菌物品。

(二)术后护理

严密观察病情,及时发现颅内压增高:严密观察患者意识状态、生命体征、瞳孔、神经系统病症等变化,判断颅内血肿清除后效果并及时发现术后血肿复发迹象。通常术后 3d 左右行 CT 检查,证实血肿消失后拔管。

1. 脑水肿的预防

多数患者于术后 12h 即出现脑水肿的变化,24~72h 为脑水肿反应的高峰期。因此,应严密观察并及时采取控制脑水肿的措施,观察有无颅内压增高的发生。遵医嘱及时、准确地使用脱水药,同时控制水、钠摄入。

2. 指导患者有效活动

术后待病情稳定,应制订活动计划,促进康复。轻者术后 24~48h 即可行肢体被动活动、局部按摩,防止肌肉萎缩和关节强直,随着病情的好转可在床上进行肢体的主动活动,根据病情恢复情况,增加活动量,进一步坐起,下床活动,并逐渐增加活动范围和量,以恢复活动能力。

3. 心理护理

对于术后出现后遗症的患者应加强心理护理,鼓励患者正视现实,积极配合治疗,减轻后遗症;主动了解患者的心理状态,有自伤、伤人倾向时,避免让患者独处、接触伤人物品;随时与患者交谈,沟通思想,稳定情绪,使其积极配合治疗。

第五节 高血压脑出血

一、概述

脑出血性疾病是指引起脑实质内或脑室内自发性出血的疾病,通常又称脑出血或出血性脑卒中。高血压脑出血的发病原因是脑内小动脉在长期高血压刺激下,发生慢性病变的基础上出现破裂所致。这些小动脉一般是颅内大动脉直接发出的直径 100~200mm 的穿通血管,包括豆纹动脉、丘脑穿通动脉及基底动脉的脑干穿通支等。微小动脉的慢性病变包括脑内小动脉硬化、脑血管透明脂肪样变性及粟粒状微动脉瘤形成等。此外,脑出血可能和脑梗死合并发作,二者可能互为因果。高血压可以引起脑血管痉挛、脑动脉栓塞导致脑梗死,而脑梗死后可继发梗死灶内的脑血管发生管壁坏死发生脑出血。

二、护理评估

了解与现患疾病相关的病史和药物使用史,如高血压病史、脑血管病史等;了解患者是否以急性意识丧失、失语、肢体瘫痪为首发症状;了解发病时间及患者的意识、瞳孔、生命体征、神经系统功能。

三、护理要点及措施

(一)术前护理

按神经外科疾病术前护理常规。

严密观察患者的意识、瞳孔、生命体征及神经功能损害程度,遵医嘱给予脱水药、降压药,限制探视人员,保持病房安静及患者的情绪稳定。

有癫痫病史者按癫痫护理常规,同时床旁备好地西泮等急救药品,并做好安全防护措施,以防止自伤、坠床等意外的发生。

肢体偏瘫的患者应尽量避免患侧卧位,患肢摆放功能位,颅内压增高患者呕吐时给予侧卧位或平卧位头偏向一侧,以免引起误吸或窒息。

做好术前准备,如剃头,配血,采血进行血型、凝血检查,准备好吸痰、气管插管、气管切开及各种抢救药,以备急用,严格控制血压,防止再出血。

(二)术后护理

按神经外科术后护理常规及全身麻醉术后护理常规。

严密观察患者意识、瞳孔、生命体征变化及肢体活动情况。

保持呼吸道通畅。及时清除呼吸道分泌物并保持通畅,注意有无呼吸困难、烦躁不安等呼吸道梗阻症状,气管切开或气管插管患者应定时雾化吸入、吸痰,防止管道阻塞及意外脱管。

维持颅内压相对稳定。患者绝对卧床休息,单纯的颅内血肿(血肿腔)引流时,术后患者采取头低脚高位;血肿破入脑室,要将床头抬高15°~30°,有利于静脉回流,减轻脑水肿。严格遵医嘱使用降压药及脱水药,使血压平稳下降,同时要限制液体的摄入量,避免引起颅内压增高。

防止颅内感染及穿刺点的感染。术后观察切口的渗血、渗液情况,保持切口敷料的清洁、干燥;注意体温变化,若体温持续升高,应及时做腰穿及脑脊液常规、生化、细菌培养等;严格无菌操作。

心理护理。评估患者的心理状态,了解有无不良情绪,对于失语、肢体偏瘫等功能障碍的患者,应加强沟通、安慰患者、指导功能锻炼,使其保持情绪稳定,增强战胜疾病的信心。

第六节　颅内压增高

颅内压增高是神经外科常见临床病理综合征,是颅脑损伤、脑肿瘤、脑出血、脑积水和颅内炎症等所共有的征象,由于上述疾病使颅腔内容物体积增加,导致颅内压持续在2.0kPa(15mmHg)以上,从而引起的相应的综合征,称为颅内压增高。

一、评估要点

(一)一般情况

观察生命体征有无异常,了解有无头部外伤、颅内感染、高血压、便秘、剧烈咳嗽、全身性严重疾病。有无过敏史、家族史。

（二）专科情况

1. 头痛

了解疼痛的性质、部位，有无搏动性头痛，是否尤以夜间、清晨为重。头痛部是否常在前额、两额等部位。

2. 呕吐

了解呕吐性质、时间，是否喷射性呕吐，是否与剧烈头痛相伴发，与进食有无关系。

3. 视神经盘水肿

患者是否常有一过性的视力模糊，严重者失明。

4. 观察有无意识障碍的变化

是否由嗜睡、淡漠逐渐发展成昏迷。

（三）辅助检查

头颅 X 线片可显示颅缝增宽、蝶鞍扩大、蛛网膜颗粒压迹增大加深、鞍背及前后床突的吸收或破坏等颅内压增高征象。

二、护理诊断

疼痛与颅内压增高有关。

组织灌注量改变与颅内压增高导致脑血流量下降有关。

组织灌注不足与频繁呕吐、控制摄入量及应用脱水剂有关。

潜在并发症脑疝。

三、护理措施

（一）一般护理

1. 体位

床头抬高 15°～30°的斜坡位，有利于颅内静脉回流，减轻脑水肿。

2. 饮食与补液

不能进食者，成人每天静脉输液量在 1500～2000ml。神志清醒者给予普通饮食，但要限制钠盐摄入量。

3. 吸氧

通过持续或间断吸氧，有助于降低颅内压。

4. 加强生活护理

避免约束患者，以免患者挣扎而致颅压增高。

（二）病情观察

每 30min 至 1h 观察意识、生命体征、瞳孔和肢体活动的变化，急性颅内压增高的患者的生命体征常有"二慢一高"等现象，即脉搏缓慢，呼吸减慢，血压升高。

（三）防止颅内压骤然升高的护理

1. 休息

立即让患者卧床休息，稳定患者情绪，保持病室安静。

2. 保持呼吸道通畅

抬高下额,头向后仰,配合医生及早行气管切开术。

3. 避免剧烈性咳嗽和用力排便。

4. 控制癫痫发作

注意观察有无癫痫症状出现。

(四)用药的护理

1. 脱水剂

常用 20％甘露醇 250ml,应在 30min 内快速静脉滴注。

2. 糖皮质激素

在治疗中应注意防止并发高血糖、感染和应激性溃疡。监测血糖,并注意患者有无便血及胃肠减压引流血性胃液。

(五)降低体温

每 2h 测量体温 1 次,在表浅的大血管处,如腋下及腹股沟,直接使用冰袋可加速降温,或使用低温毯并减少盖被。

第六章 胸心外科疾病护理

第一节 胸部损伤

胸廓由胸椎、胸骨、肋骨和肋间组织组成,外有胸壁和肩部肌肉,内有胸膜。上口由胸骨上缘和第1肋组成,下口为膈所封闭,主动脉、胸导管、奇静脉、食管和迷走神经及下腔静脉穿过各自裂孔进入腹腔。膈是重要呼吸肌,呼气时变为圆顶形,吸气时变为扁平以增加胸腔容量。

纵隔为两肺间的胸内空隙,前为胸骨,后为胸椎,两侧为左右胸膜。除两肺外,胸内器官均居于纵隔。纵隔的位置有赖于两侧胸膜腔压力的平衡。

胸膜腔左右各一。胸膜有内外两层,即脏层和壁层,两层间为潜在的胸膜腔,只有少量浆液。腔内压力为 $-0.79 \sim -0.98 \mathrm{kPa}(-8 \sim -10 \mathrm{cmH_2O})$,如负压消失肺即萎陷,故在胸部损伤或开胸手术后,保持胸膜腔内的负压,至关重要。

一、病因与发病机制

胸部损伤(chest trauma)一般根据是否穿破壁层胸膜,造成胸膜腔与外界相通而分为闭合性和开放性损伤两类。闭合性损伤多由暴力挤压、冲撞或钝器打击胸部引起,轻者造成胸壁软组织挫伤或单根肋骨骨折,重者可发生多根多处肋骨骨折或伴有胸腔内器官损伤;开放性损伤多为利器或枪弹伤所致,胸膜的完整性遭到破坏,导致开放性气胸或血胸,并常伴有胸腔内器官损伤,若同时伤及腹部脏器,称之为胸腹联合伤。

二、护理

（一）护理目标

患者能采取有效的呼吸方式或维持氧的供应,肺内气体交换得到改善。

患者掌握正确的咳嗽排痰方法,保持呼吸道通畅和胸腔闭式引流的效果。

维持体液平衡和血容量。

疼痛缓解或消失。

患者情绪稳定,解除或减轻心理压力。

防治感染,并发症及时发现或处理。

（二）护理措施

1. 严密观察生命体征和病情变化

如患者出现烦躁、口渴、面色苍白、呼吸短促、脉搏快弱、血压下降等休克表现时,应针对导致休克的原因加强护理。失血性休克的患者,应在中心静脉压的监测下,迅速补充血容量,维持水、电解质和酸碱平衡。对开放性气胸,应立即在深呼气末用无菌凡士林纱布及厚棉垫加压封闭伤口,以避免纵隔扑动。张力性气胸则应迅速在患者锁骨中线第2肋间行粗针头穿刺减压,置管行胸腔闭式引流术,以降低胸膜腔压力,减轻肺受压,改善呼吸和循环功能。

经以上措施处理后,病情无明显好转,血压持续下降或一度好转后又继续下降,血红蛋白、红细胞计数、血细胞比容持续降低,胸穿抽出血很快凝固或因血凝固抽不出血液,X线显示胸膜腔阴影继续增大,胸腔闭式引流抽出血量≥200ml/h,并持续>3h,应考虑胸膜腔内有活动性出血。咯血或咯大量泡沫样血痰,呼吸困难加重,胸腔闭式引流有大量气体溢出,常提示肺、支气管严重损伤,应迅速做好剖胸手术准备工作。

2. 多肋骨骨折

应紧急行胸壁加压包扎固定或牵引固定,矫正胸壁凹陷,以消除或减轻反常呼吸运动,维持正常呼吸功能,促使伤侧肺膨胀。

3. 保持呼吸道通畅

严密观察呼吸频率、幅度及缺氧症状,给予氧气吸入,氧流量2～4L/min。鼓励和协助患者有效咳嗽排痰,痰液黏稠不易排出时,应用祛痰药及超声雾化或氧气雾化吸入。疼痛剧烈者,遵医嘱给予止痛剂。及时清除口腔、上呼吸道、支气管内分泌物或血液,可采用鼻导管深部吸痰或支气管镜下吸痰,以防窒息。必要时行气管切开呼吸机辅助呼吸。

4. 解除心包压塞

疑有心脏压塞患者,应迅速配合医生施行剑突下心包穿刺或心包开窗探查术,以解除急性心包压塞,并尽快准备剖胸探查术。术前快速大量输血、抗休克治疗。对刺入心脏的致伤物尚留存在胸壁,手术前不宜急于拔除。如发生心搏骤停,须配合医生急行床旁开胸挤压心脏,解除心包压塞,指压控制出血,并迅速送入手术室继续抢救。

5. 防治胸内感染

胸部损伤尤其是胸部穿透伤引起血胸的患者易导致胸内感染,要密切观察体温的变化,定时测体温。在清创、缝合、包扎伤口时注意无菌操作,防止伤口感染,合理使用抗生素。高热患者,给予物理或药物降温。患者出现寒战、发热、头痛、头晕、疲倦等中毒症状,血象示白细胞计数升高,胸穿抽出血性混浊液体,并查见脓细胞,提示血胸已继发感染形成脓胸,应按脓胸处理。

6. 行闭式引流

行胸穿或胸腔闭式引流术患者,按胸穿或胸腔闭式引流常规护理。

7. 做好生活护理

因伤口疼痛及带有各种管道,患者自理能力下降,护士应关心体贴患者,根据患者需要做好生活护理。协助患者床上排大小便,做好伤侧肢体及肺的功能锻炼,鼓励患者早期下床活动。

8. 做好心理护理

患者由于意外创伤的打击,对治疗效果担心,对手术恐惧,患者表现为心情紧张、烦躁、忧虑等。护士应加强与患者沟通,做好心理护理。向患者及其家属解释各项治疗、护理过程、愈后情况及手术的必要性,提供有关疾病变化及各种治疗信息,鼓励患者树立信心,积极配合治疗。

第二节　血胸

一、概述

胸部穿透性或非穿透性创伤,由于损伤了肋间或乳内血管、肺实质、心脏或大血管而形成血胸。成人胸腔内积血量在 0.5L 以下,称为少量血胸;积血 0.5～1L 为中量血胸;积血 1L 以上,称为大量血胸。内出血的速度和量取决于出血伤口的部位及大小。肺实质的出血常常能自行停止,但心脏或其他动脉出血需要外科修补。根据出血的量分为少量血胸、中量血胸、大量血胸。

二、护理评估

(一)临床症状的评估与观察

患者多因失血过多处于休克状态,胸膜腔内积血压迫肺及纵隔,导致呼吸系统循环障碍,患者严重缺氧。血胸还可能继发感染引起中毒性休克,如合并气胸,则上胸部叩诊鼓音,下胸部叩诊浊音,呼吸音下降或消失。

(二)辅助检查

根据病史体征可做胸穿,如抽出血液即可确诊,行 X 线胸片检查可进一步证实。

三、护理问题

(一)低效性呼吸形态

与胸壁完全受损及可能合并有肺实质损伤有关。

(二)气体交换障碍

与肺实质损伤有关。

(三)恐惧

与呼吸窘迫有关。

(四)有感染的危险

与污染伤口有关。

(五)有休克的危险

与有效循环血量缺失及其他应激生理反应有关。

四、护理措施

(一)维持有效呼吸

半卧位,卧床休息。膈肌下降利于肺复张,减轻疼痛及非必要的氧气需要量。如有休克应采取中凹卧位。

吸氧:根据缺氧状态给予鼻导管及面罩吸氧,并及时发现患者有无胸闷、气短、烦躁、发绀等缺氧症状,以及皮肤、黏膜的情况。

协助患者翻身,鼓励深呼吸及咳痰。为及时排出痰液,可给予雾化吸入及化痰药,必要时吸痰以排出呼吸道分泌物,预防肺不张及肺炎的发生。

（二）维持正常心排血量

迅速建立静脉通路，保证通畅。

在监测中心静脉压的前提下，遵医嘱快速输液、输血、给予血管活性药物等综合抗休克治疗。

严密观察有无胸腔内出血征象：脉搏增快，血压下降；补液后血压虽短暂上升，又迅速下降；胸腔闭式引流量＞200ml/h，并持续 2～3h 以上。必要时开胸止血。

（三）病情观察

严密监测生命体征，注意神志、瞳孔、呼吸的变化。

抗休克：观察是否有休克的征象及症状，如皮肤苍白、湿冷、不安、血压过低、脉搏浅快等情形。若有立即通知医生并安置一条以上的静脉通路输血、补液，严密监测病情变化。

如出现心脏压塞（呼吸困难、心前区疼痛、面色苍白、心音遥远），应立即抢救。

（四）胸腔引流管的护理

严密观察失血量，补足失血及预防感染。如有进行性失血、生命体征恶化，应做开胸止血手术，清除血块以减少日后粘连。

（五）心理护理

提供安静舒适的环境。

活动与休息：保证充足睡眠，劳逸结合，逐渐增加活动量。

保持排便通畅，不宜下蹲过久。

第三节 气胸

一、概述

胸膜腔内积气称为气胸。气胸是由于利器或肋骨断端刺破胸膜、肺、支气管或食管后，空气进入胸腔所造成。气胸分三种。

（一）闭合性气胸

即伤口伤道已闭，胸膜腔与大气不相通。

（二）开放性气胸

胸膜腔与大气相通。可造成纵隔扑动：吸气时，健侧胸膜腔负压升高，与伤侧压力差增大，纵隔向健侧移位；呼气时，两侧胸膜腔压力差减少，纵隔移向正常位置，这样纵隔随呼吸来回摆动的现象，称为纵隔扑动。

（三）张力性气胸

即有受伤的组织起活瓣作用，空气只能入不能出，胸膜腔内压不断增高，如抢救不及时，可因急性呼吸衰竭而死亡。

二、护理评估

（一）临床症状评估与观察

1. 闭合性气胸

小的气胸多无症状。超过 30% 的气胸，可有胸闷及呼吸困难；气管及心脏向健侧偏移；伤侧叩诊呈鼓音,呼吸渐弱,严重者有皮下气肿及纵隔气肿。

2. 开放性气胸

患者有明显的呼吸困难及发绀,空气进入伤口发出"嘶嘶"的响声。

3. 张力性气胸

重度呼吸困难,发绀,常有休克,颈部及纵隔皮下气肿明显。

(二)辅助检查

根据上述指征,结合 X 线胸片即可确诊,必要时做患侧第 2 肋间穿刺,常能确诊。

三、护理问题

(一)低效性呼吸形态

与胸壁完全受损及可能合并有肺实质损伤有关。

(二)疼痛

与胸部伤口及胸腔引流管刺激有关。

(三)恐惧

与呼吸窘迫有关。

(四)有感染的危险

与污染伤口有关。

四、护理措施

(一)维持或恢复正常的呼吸功能

半卧位,卧床休息。膈肌下降利于肺复张,减轻疼痛及非必要的氧气需要量。

吸氧:根据缺氧状态给予鼻导管及面罩吸氧,并及时发现患者有无胸闷、气短、烦躁、发绀等缺氧症状以及皮肤、黏膜的情况。

协助患者翻身,鼓励其深呼吸及咳痰,及时排出痰液,可给予雾化吸入及化痰药,必要时吸痰,排出呼吸道分泌物,预防肺不张及肺炎的发生。

(二)皮下气肿的护理

皮下气肿在胸腔闭式引流第 3～7 天可自行吸收,也可用粗针头做局部皮下穿刺,挤压放气。纵隔气肿加重时,要在胸骨柄切迹上做 2cm 的横行小切口。

(三)胸腔引流管的护理

1. 体位

半卧位,利于呼吸和引流。鼓励患者进行有效的咳嗽和深呼吸运动,利于积液排出,恢复胸膜腔负压,使肺复张。

2. 妥善固定

下床活动时,引流瓶位置应低于膝关节,运送患者时双钳夹管。引流管末端应在水平线下 2～3cm,保持密封。

3. 保持引流通畅

闭式引流主要靠重力引流,水封瓶液面应低于引流管胸腔出口平面 60cm,任何情况下不得高于胸腔,以免引流液逆流造成感染。高于胸腔时,引流管要夹闭。定时挤压引流管以免阻塞。水柱波动反应残腔的大小与胸腔内负压的大小。其正常时上下可波动 4～6cm。如无波动,患者出现胸闷气促、气管向健侧移位等肺受压的症状,应疑为引流管被血块堵塞,应挤捏或用负压间断抽吸引流瓶短玻璃管,促使其通畅,并通知医生。

4. 观察记录

观察引流液的量、性状、颜色、水柱波动范围,并准确记录。若引流量多(>200ml/h),并持续 2～3h 以上,颜色为鲜红色或红色,性质较黏稠、易凝血则疑为胸腔内有活动性出血,应立即报告医生,必要时开胸止血。每天更换水封瓶并记录引流量。

5. 保持管道的密闭和无菌

使用前注意引流装置是否密封,胸壁伤口、管口周围用油纱布包裹严密,更换引流瓶时双钳夹管,严格执行无菌操作。

6. 脱管处理

如引流管从胸腔滑脱,立即用手捏闭伤口处皮肤,消毒后油纱封闭伤口协助医生做进一步处理。

7. 拔管护理

24h 引流液<50ml,脓液<10ml,X 线胸片示肺膨胀良好、无漏气,患者无呼吸困难,即可拔管。拔管后严密观察患者有无胸闷、憋气、呼吸困难、切口漏气、渗液、出血、皮下气肿等症状。

(四)急救处理

1. 积气较多的闭合性气胸

经锁骨中线第 2 肋间行胸膜腔穿刺,或行胸膜腔闭式引流术,迅速抽尽积气,同时应用抗生素预防感染。

2. 开放性气胸

用无菌凡士林纱布加厚敷料封闭伤口,再用宽胶布或胸带包扎固定,使其转变成闭合性气胸,然后穿刺胸膜腔抽气减压,解除呼吸困难。

3. 张力性气胸

立即减压排气。在危急情况下可用一粗针头在伤侧第 2 肋间锁骨中线处刺入胸膜腔,尾部扎一橡胶手指套,将指套顶端剪约 1cm 开口起活瓣作用。

第四节　风湿性瓣膜病

一、概述

(一)二尖瓣狭窄

二尖瓣狭窄是由于各种因素致心脏二尖瓣瓣叶及瓣环等结构出现异常,造成功能障碍,造成二尖瓣开放受限,引起血流动力学发生改变(如左心室回心血量减少、左心房压力增高等),从而影响正常心脏功能而出现一系列症状。其中,由风湿热所致的二尖瓣狭窄最为常见。风湿性心瓣膜病中大约有 40% 为不合并其他类型的单纯性二尖瓣狭窄。在我国以北方地区较常见,女性发病率较高,二尖瓣狭窄多在发病 2～10 年出现明显临床症状。根据瓣膜病变的程度和形态,将二尖瓣狭窄分为隔膜型和漏斗型两类。

正常二尖瓣口面积为 $4～6cm^2$,当瓣口狭窄至 $2cm^2$ 时,左房压升高,导致左心房增大、肌束肥厚,患者首先出现劳累后呼吸困难、心悸,休息时症状不明显,当瓣膜病变进一步加重致狭窄至 $1cm^2$ 左右时,左房扩大超过代偿极限,导致肺循环淤血。患者低于正常活动即感到明显的呼吸困难、心悸、咳嗽。可出现咯血,表现为痰中带血或大量咯血。当瓣口狭窄至 $0.8cm^2$ 左右时,长期肺循环压力增高,超过右心室可代偿能力,继发右心衰竭,表现为肝大、腹水、颈静脉怒张、下肢水肿等。此时患者除典型二尖瓣面容(口唇发绀、面颊潮红)外,面部、乳晕等部位也可出现色素沉着。

瓣膜狭窄病变不明显且症状轻、心功能受损轻者可暂时不手术,随诊观察。症状明显,瓣膜病变造成明显血流动力学改变致症状明显者宜及早手术,伴心衰者在治疗控制后方可手术。单纯狭窄,瓣膜成分好者可行闭式二尖瓣交界分离术或球囊扩张术。伴左房血栓、瓣膜钙化等,需在直视下行血栓清除及人工心脏瓣膜置换术。

(二)二尖瓣关闭不全

二尖瓣关闭不全是任何二尖瓣装置自身各组成结构异常或功能障碍致瓣膜在心室射血期闭合不完全,主要病因包括风湿性病变、退行性病变和缺血性病变等,50％以上病例合并二尖瓣狭窄。

左心室收缩时,由于二尖瓣两个瓣叶闭合不完全,一部分血液由心室通过二尖瓣逆向流入左心房,使排入体循环的血流量减少,左心房血流量增多,压力升高,左心房前负荷增加,左心房扩大,左心室也逐渐扩大和肥厚。同时,二尖瓣环也相应扩大,使二尖瓣关闭不全加重,左心室长期负荷加重,最终产生左心衰竭。表现为咳嗽频繁,端坐呼吸,咳白色或粉红色泡沫样痰。同时导致肺循环压力增高,最后可引起右心衰竭。表现为颈静脉怒张、肝大、腹水、下肢水肿。

二尖瓣关闭不全症状明显,心功能受影响,心脏扩大时,应及时行手术治疗。手术方法分为两种:第一,二尖瓣成形术,包括瓣环重建或缩小,腱索和乳头肌修复及人工腱索和人工瓣环植入。这种术式可以最大限度地保存自身瓣膜功能,对患者术后恢复及远期预后有较大意义,但要求患者二尖瓣瓣环、腱索、乳头肌等结构和功能病变较轻。近些年来,随着手术技术及介入技术的飞速发展,经皮介入二尖瓣成形术也逐渐成为治疗二尖瓣关闭不全的一种方法。第二,二尖瓣置换术。若二尖瓣结构和功能严重损坏,如瓣膜严重增厚、钙化、腱索、乳头肌严重粘连,伴或不伴二尖瓣狭窄,不适于实施瓣膜成形的患者,需行二尖瓣置换术。

二尖瓣置换术后效果较好,但需严格抗凝及保护心脏功能治疗。临床常使用的人工心脏瓣膜有机械瓣膜、生物瓣膜两大类。各有其优缺点,根据实际情况选用。

(三)主动脉瓣狭窄

主动脉瓣狭窄(aortic stenosis,AS)指由于各种因素所致主动脉瓣膜及其附属结构病变,致使主动脉瓣开放受限。单纯主动脉瓣狭窄的病例较少,常伴有主动脉瓣关闭不全及二尖瓣病变等。

正常成人主动脉瓣口面积约为 $3.0cm^2$,按照狭窄的程度可将主动脉瓣狭窄分为轻度狭窄、中度狭窄和重度狭窄。由于左心室收缩力强,代偿功能好,轻度狭窄并不产生明显的血流动力学改变。当瓣膜口面积<1.0cm² 时,左心室射血受阻,左室后负荷增加,长期病变的结果是左心室代偿性肥厚,单纯的狭窄左室腔常呈向心性肥厚。早期临床表现常不明显,病情加重后常出现心悸、气短、头晕、心绞痛等。心肌肥厚劳损后心肌供血不足更加明显,常呈劳力性心绞痛。心衰后左室扩大,舒张末压增高,导致左心房和肺毛细血管的压力也明显升高,患者出现咳嗽、呼吸困难等症状。在主动脉区可闻及 3~4 级粗糙的收缩期杂音,向颈部传导,伴或不伴有震颤。严重狭窄时,由于心排血量减低,导致收缩压降低,脉压缩小。继而病情发展累及右心功能致右心衰竭时,出现肝大、腹水、全身水肿表现。重症患者可因心肌供血不足发生猝死。

主动脉瓣狭窄早期常没有临床症状,有的重度主动脉瓣狭窄的患者也没有明显的症状,但有猝死和晕厥等潜在的风险,因此把握手术时机很关键。临床上呈现心绞痛、晕厥和心力衰竭的患者,病情往往迅速恶化,故应尽早实施手术治疗,切除病变的瓣膜,进行瓣膜置换术。也有少数报道用球囊扩张术,但远期效果很差,易造成瓣膜关闭不全和钙化赘生物脱落,导致栓塞并发症,因此已基本不使用此方法。

（四）主动脉瓣关闭不全

主动脉瓣关闭不全是指瓣叶变形、增厚、钙化、活动受限不能严密闭合,主动脉瓣关闭不全不常单独存在,常合并主动脉瓣狭窄。一般可由风湿热、细菌性心内膜炎、马方综合征（Marfan's syndrome）、先天性动脉畸形、主动脉夹层动脉瘤等引起。

主动脉瓣关闭不全时,左心室在舒张期同时接受来自左心房和经主动脉瓣逆向回流的血液,收缩力相应增强,并逐渐扩大、肥厚。当病变过重,超过了左室代偿能力,则出现左室舒张末压逐渐升高,心排血量减少,左心房和肺毛细血管的压力升高,出现心慌、呼吸困难、心脏跳动剧烈、颈动脉搏动加强等症状。由于舒张压低,冠脉供血减少,加上左心室高度肥厚,耗氧量加大,心肌缺血明显,心前区疼痛也逐渐加重,最后出现心力衰竭。听诊时可在胸骨左缘第 3 肋间闻及舒张期泼水样杂音,脉压增大。

人工瓣膜置换术是治疗主动脉瓣关闭不全的主要手段,应在心力衰竭症状出现前实施。风湿热和绝大多数其他病因引起的主动脉瓣关闭不全均宜施行瓣膜置换术,常用瓣膜机械瓣和生物瓣均可使用。瓣膜修复术较少用,通常不能完全消除主动脉瓣反流。由于升主动脉动脉瘤使瓣环扩张所致的主动脉瓣关闭不全,可行瓣环紧缩成形术。

二、术前护理

（一）一般准备

1. 入院相关准备

护士应热情接待患者,介绍病区周围环境、负责医生和护士,以及入院须知,遵医嘱给予患者相应的护理及处置。

2. 完善术前检查

向患者讲解相关检查的意义及注意事项,并协助其完成。如心尖区有隆隆样舒张期杂音伴 X 线或心电图显示左心房增大,一般可诊断为二尖瓣狭窄;心尖区典型的吹风样收缩期杂音伴有左心房和左心室扩大,可诊断二尖瓣关闭不全,超声心动图检查均可明确诊断。

3. 心功能准备

根据心功能情况分级,严密观察病情,注意有无发热、关节痛等风湿活动症状,心律、心率的变化,如心律不齐、脉搏短绌,应及时记录并报告医生,给予患者强心、利尿药物治疗,调整心功能,并检查血钾、钠等,发现电解质失衡应及时纠正。

4. 呼吸功能准备

避免受凉,防止呼吸道感染的发生。做好口腔清洁。检查全身有无感染病灶,如有应治愈后方能手术,术前 1 周遵医嘱给予抗生素治疗。合并气管痉挛、肺气肿及咳痰者,使用支气管扩张剂及祛痰药,必要时给予间断吸氧。对于并发急性左心衰的患者,吸氧时湿化瓶里加入适量的 30% 乙醇,目的是降低肺泡表面张力,改善通气,改善缺氧。做深呼吸及咳嗽训练:指导患者将两手分别放于身体两侧,上腹部、肩、臂及腹部放松,使胸廓下陷,用口逐渐深呼气,每天 3 次,每次做 5~6 遍。有效咳嗽咳痰可预防呼吸道并发症的发生,尤其是对肺炎、肺不张有预防作用。可在深呼吸后,利用腹肌动作用力咳嗽,将痰液排出。

5. 练习床上大小便

患者术后拔除导尿管后仍不能下床者,要在床上进行排便。因此,术前 1 周应开始练习在床上排尿。成年人床上排尿比较困难,可指导患者用手掌轻压腹部,增加腹压,以利排尿。

6. 消化系统准备

告知患者于术前 12 小时起禁食,4 小时起禁水,以防因麻醉或手术引起呕吐导致窒息或吸入性肺炎。

7. 术区备皮准备

目的是清除皮肤上的微生物,预防切口感染。充分清洁术野皮肤并剃除毛发,范围大于预定切口范围。

8. 其他准备

备血、抗生素过敏试验。术前量身高、体重,为术中、术后用药和呼吸机潮气量的调节提供依据。

9. 活动与休息

适当进行活动,增强心肺功能,嗜烟者必须戒烟。术前晚上督促患者及时休息,充分的休息对于疾病的康复起着不容忽视的作用。

(二)心理准备

患者入院时,应主动热情迎接,护士应耐心听取患者的意见,向患者及家属讲解疾病的相关知识及手术治疗的重要性和必要性,介绍手术相关注意事项。告知患者心脏瓣膜手术是在全麻的情况下进行的;另外,医院麻醉科的学术地位、临床经验都处于领先水平。针对文化程度不同的患者,负责医生应用恰当的语言交代手术情况及治疗方案,使患者深感医护人员对其病情十分了解,对手术是极为负责的。另外,做过同类手术患者的信息,对术前患者的情绪影响较大,护士可有针对性地组织交流。护士还应介绍手术医生和护士情况,在患者面前树立手术医生的威信,以增加患者的安全感,并可使患者正视现实,稳定情绪,配合医疗和护理。对术后如需用深静脉置管、引流管、鼻饲管、留置尿管、呼吸机气管插管等,术前也应向患者说明,使患者醒来后不会惧怕。如需做气管插管的患者,耐心向患者解释由于个体的差异性,预后情况也各不相同,如保持良好的情绪、合理的饮食、充足的睡眠、适当的活动等,都能有利于术后早日恢复。经常与患者交流与沟通,及时发现引起情绪或心理变化的诱因,对症实施心理疏导,建立良好的护患关系,以缓解和消除患者及家属的焦虑和恐惧。

三、术中护理

（一）手术体位

仰卧位。

（二）手术切口

一般常用胸骨正中切口。

（三）特殊用物

测瓣器、人工瓣膜、持瓣器、长无损伤镊、长持针器、55 号换瓣线、冠脉灌注器。

四、术后护理

（一）术后常规护理

1. 置监护病房加强护理

完善呼吸机、心电监护仪、有创动脉血压监测、中心静脉压及肺动脉压监测。连接好胸腔引流瓶、导尿管、起搏导线和肛温探头等,保持各项监测处于良好工作状态。约束四肢至患者清醒,能合作者可解除约束。向麻醉医生和术者了解术中情况,如有无意外,如何处理,术中出入量(含胶体和晶体)、输血量、尿量、电解质平衡、血气分析和肝素中和情况等,以及目前特殊用药的用法和用量。

2. 循环功能的维护

注意监测动态血流动力学的变化,根据病情变化调整血管活性药物如正性肌力药(洋地黄类、米力农、多巴胺、多巴酚丁胺等)和扩张血管药物的用量并注意药物的不良反应。术后护理应注意维护心功能,控制输液速度和量,以防发生肺水肿和左心衰竭,对于单独二尖瓣狭窄的患者尤为重要。

3. 监测心率和心律的变化

术后应严密监测有无期前收缩、房颤、房扑及心动过缓等心律失常的发生。如有异常变化应及时通知医生,及时处理。

4. 补充血容量,维持有效循环血量

患者因术中失血、体外循环稀释血液、术后尿量多及血管扩张药物的应用,往往会造成术后血容量不足,应及时补充有效循环血量。

5. 呼吸道管理

术后常规应用呼吸机治疗,根据患者的性别、年龄及体重设定呼吸机参数,对于术前有肺动脉高压或反复肺部感染者,应延长机械通气时间,加强呼吸道管理,保证供氧。加强人工气道的湿化、温化,保持呼吸道内湿润通畅,避免气道黏膜损伤。

拔管指征:停机 24～48 小时患者未出现呼吸窘迫,患者主观上舒适,HR＜120 次/分或增加＜20 次/分,呼吸＜35 次/分,血气分析中无酸中毒或低氧血症。

6. 引流管的护理

水封瓶装置要密闭,胸管长度适宜,保持管内通畅,经常挤压,同时注意观察引流液的量、颜色、性质,如每小时引流液>100ml,持续达 3 小时,可能有活动性出血,应立即报告医生。

7. 泌尿系统护理

记录每小时尿量,注意观察尿的颜色、比重、酸碱度等变化。当尿量减少至每小时 20ml,持续 2 小时以上,可用利尿剂。若尿量仍不增加,应警惕急性肾衰竭的发生。若尿色为血红蛋白尿,应加强利尿。留置尿管的患者保持管道通畅,每日进行会阴护理 2 次,以防尿路感染的发生。

8. 加强口腔护理

因应用机械通气 24h 内 88% 的吸气管路被来自患者口腔部的细菌寄殖,并随某些操作(如吸痰)进入下呼吸道,成为肺部感染的原因之一,因此要加强口腔护理。建立人工气道前加强口、鼻腔的清洁,插管后每日检查口腔情况,用生理盐水棉球擦拭,每日 2 次。口腔护理液要根据口腔 pH 选择,pH 高时应选用 2%～3% 硼酸溶液;pH 低时选用 2% 碳酸氢钠溶液;pH 中性选用 1%～3% 的过氧化氢溶液。对长期应用机械通气患者,应对口腔分泌物进行常规细菌培养(每周 1 次),根据培养结果适当选择口腔冲洗液和抗生素,及时清除呼吸道的分泌物。必要时行气管切开者,按气管切开护理常规护理。

9. 持续监测深部温度

低于 36.0℃ 采取保暖复温措施,一般肛温达 38.0℃,要积极做降温处理。术后常规预防感染治疗 5～7 天,连续监测体温 3 天,无发热后可改为每日 1 次测量。如有发热症状,改换抗生素,必要时联合用药,发热时每日 3 次测量体温。待体温正常后,再监测 3 天,如无异常,3 天后可改为每日 1 次测量。

10. 维持电解质平衡

瓣膜置换术后的患者对电解质特别是血钾的变化要求很严格,低钾易诱发心律失常,一般血清钾宜维持在 4～5mmol/L,为防止低血钾造成的室性心律失常,术后需高浓度补钾,注意补钾的原则,并及时复查血钾,以便为下一步诊疗提供依据。

11. 定期测凝血酶原时间

要求凝血酶原时间维持在正常值 1.5～2 倍。置换机械瓣膜患者必须终身服用抗凝药物,注意观察患者有无出血倾向,如有血尿、鼻、牙龈出血,皮肤黏膜瘀斑,以及女患者月经量增多或栓塞偏瘫等症状出现,及时通报医生。口服华法林要掌握定时定量、药量准确原则。

12. 饮食护理

患者清醒后,拔除气管插管后 4～6 小时无恶心呕吐者,可分次少量饮水。术后 18～24 小时,如无腹胀,肠鸣音恢复,可进流质饮食,并逐渐增加进食量和更改品种。

13. 疼痛护理

切口疼痛影响呼吸的深度和幅度,不利于肺扩张,不利于患者休息,增加体力消耗。遵医嘱适当给予止痛镇静等处理,减轻患者病痛。

鼓励患者早期适度活动。

抗风湿治疗。

(二)术后并发症护理

1. 出血

出血是心脏瓣膜置换术后最常见的并发症之一,多发生在术后 36 小时内。主要原因有两点:一是凝血机制紊乱,二是止血不彻底。

对于此类患者,由于凝血机制差,术前应给予肌内注射维生素 K,并检查凝血酶原时间及活动度。术后通过有创监测仪,监测血压、脉搏、中心静脉压、左房压的变化,注意尿量的变化,观察心包及纵隔引流的情况,计算和比较每 0.5～1 小时内引流量,若每小时大于 100ml,连续 3～4 小时,则考虑有胸内出血。若出血较多或大量出血后突然中止,应警惕并发心脏压塞,注意心脏压塞的症状和体征,如胸闷气急、心搏过速、颈静脉怒张、中心静脉压逐渐上升、动脉血压和脉压逐渐下降、面色灰白、周围发绀、尿量减少等,后期会出现奇脉。另外,注意观察有无切口渗血、鼻腔出血、气管吸引时的血痰、血尿或皮下出血等。

2. 心律失常

心房纤颤最为常见。早期有室上性心动过速,房性或室性期前收缩,可因创伤、应激,以及水、电解质紊乱所致。因此,一旦出现心律失常,应首先明确病因并协助医生进行处理。可进行临时起搏或电复律等,包括给抗心律失常药如利多卡因、维拉帕米等,根据检验结果,及时补钾。

术后早期监测内容包括心率、心律、血压、脉搏、中心静脉压、尿量的变化,随时观测电解质的变化,动脉血气的分析,完善呼吸循环恢复。进入普通病房后仍然需注意病情的观察,保证饮食及睡眠良好,提供舒适安静的环境,稳定患者的情绪。

3. 低心排综合征

低心排综合征是心脏瓣膜置换术后常见严重并发症之一,也是术后造成死亡的最常见因素。心排血量的下降,需低至心指数 $2.5L/(min \cdot m^2)$ 时才出现一些临床症状,如心率增快,脉压变小,血压下降(收缩压低于 12kPa),足背动脉脉搏细弱,中心静脉压上升,四肢末梢血管收缩,四肢末梢发冷苍白或发绀等。尿量每小时可减少至 $0.5～1ml/kg$ 以下。发生原因一般有心包压塞、有效血容量不足、心功能不全。

术后严密监测患者各项生命体征,严格血管活性药物应用。保持心包、纵隔、胸腔引流管通畅。保证主动脉及中心静脉置管通路通畅,根据病情合理安排晶体、胶体输液。纠正水、电解质、酸碱失调。

4. 心包压塞

一旦确诊,需紧急再次开胸手术,清除血肿或血凝块,手术准备过程中,应继续反复挤压引流管,尽可能引流出部分积血。

5. 有效血容量不足

根据血细胞比容(HCT)、CVP 合理搭配晶体液和胶体液比例,积极合理补液,维持水、电解质、酸碱平衡,必要时应用止血药物减少血容量丧失,参照激活全血凝固时间(ACT)值,合理应用鱼精蛋白。

6. 心功能不全

合理应用血管活性药物,如多巴胺、肾上腺素等,可提高心肌收缩力,增加心排血量;硝普钠、酚妥拉明等,可降低后负荷,减少心肌耗氧,增加心排血量,改善冠脉血供。同时,严格记录并控制液体出入量,必要时做主动脉球囊反搏术(IABP)辅助循环。

7. 感染

感染是心脏瓣膜置换术后较少见的并发症。术前有潜在性的感染来源或菌血症,如皮肤或鼻咽部的金葡菌感染、牙龈炎或尿路感染等,应认真评估,查明并进行处理。术中牢固地对合胸骨,缩短手术时间,是预防继发纵隔感染最重要的环节。术后患者有创性插管很多,需严格遵守无菌操作原则,按规程做好管道护理。加强口腔护理,注意监测体温的变化。定时地心脏听诊,以便及时发现新的杂音。当患者咳嗽时,应尽量加强胸骨,避免发生感染的机会。对术后长期、大量使用广谱抗生素的患者,常同时服用抗真菌药物如酮康唑等,以预防真菌引起的二重感染。

(三)术后康复护理

术后康复护理根据心外科手术治疗护理常规,密切观察患者体温、心率、呼吸和血压,进行心电监护,并观察胸管及心包引流管的通畅情况和引流液颜色等,术后需记录尿量,观察尿液颜色,持续心电监护,若心率>100 次/分以上,给予对症处理,若心率<60 次/分,可按医嘱给阿托品或异丙肾上腺素等,必要时用体外临时起搏器调控,适当补充血容量,尿量每小时维持在>1ml/kg。

患者从复苏室转入病房后开始进行床边康复护理,勤翻身,鼓励患者深呼吸及做有效的咳嗽,拍背排痰,当患者咳嗽时,用双手或枕头按着伤口深吸气后,用力咳痰。痰黏稠不能咳出时,采用吸痰管将痰液吸出,保持呼吸道通畅。协助患者进行各关节屈伸运动,直至离床活动。在病情稳定情况下,鼓励并协助患者早期离床活动,教会患者测量脉搏。先平台慢步行走后再走阶梯,每次从 60m 增至 300m,每天 2 次,每次 20~30 分钟,以休息状态心率为基础值,运动强度保持在基础值心率加 20 次/分,运动应该循序渐进,指导患者纠正术后不正确姿势。

第五节 主动脉夹层动脉瘤

一、概述

主动脉夹层动脉瘤的准确定义是:主动脉壁中层内裂开,并且在这裂开间隙有流动或凝固的血液。中层裂开通常是在中层内 1/3 和外 2/3 交界面。夹层将完整的主动脉壁一分为二:即由主动脉壁内膜层和中层的内 1/3 组成的夹层内壁和由中层外 2/3 和外膜层组成的夹层外壁。夹层内、外壁间隙为夹层腔,或称为假腔,主动脉腔称为真腔。主动脉夹层的病因尚不明确,但其基本病变为含有弹力纤维的中膜的破坏或坏死,常与以下情况有关:高血压、遗传性结缔组织病(如马方综合征、Turner 和 Ehlers-Danlos 综合征)、多囊肾病、主动脉中膜变性、主动脉缩窄、先天性主动脉瓣病、妊娠、动脉硬化、主动脉炎性疾病、钝性或医源性创伤或肾上腺诱导性病变。

在夹层形成和发展过程中,主动脉壁中层撕裂导致的疼痛和主动脉夹层动脉瘤三个常见并发症(主动脉破裂、主动脉瓣反流、主动脉及其分支血管的阻塞)相应的表现是急性主动脉夹层动脉瘤常见的症状和体征。慢性主动脉夹层动脉瘤患者,主动脉扩大但常无症状。当扩大的主动脉侵犯邻近结构,则表现为相应部位的疼痛。扩大的主动脉压迫邻近组织也产生症状,如声音嘶哑、Homer 综合征、反复肺炎。近端主动脉发生慢性夹层时,多合并主动脉瓣的关闭不全,严重者产生急性左心衰竭症状。慢性主动脉夹层患者也可出现组织灌注不良,如慢性肾衰竭、跛行等。慢性夹层患者出现低血压,多是由于主动脉破裂或严重的主动脉瓣关闭不全、心力衰竭所致。慢性病症外周脉搏消失较急性常见。主动脉瓣关闭不全时,除典型的舒张期泼水样杂音外,多有外周血管征,如毛细血管搏动、枪击音、脉压增大,腹部体检可发现扩大的主动脉。

未经治疗的主动脉夹层动脉瘤预后很差。急性主动脉夹层动脉瘤患者,50%在夹层发生后 48 小时内死亡,75%的患者在 2 周内死亡。慢性夹层患者,5 年生存率低于 15%。主动脉夹层动脉瘤患者绝大多数死于主动脉破裂。临床实践结果表明,人造血管置换术是主动脉夹层动脉瘤外科治疗的最有效方法。理想的置换术是在一次手术中能用人工血管置换所有夹层病变累及的主动脉段,即所谓完全治愈。然而这是难以达到的,因为大范围的替换手术创伤大,术后并发症多,死亡率高。因此,绝大多数仅置换破裂的、危险性很高的主动脉段,而通常是近端主动脉应尽可能大范围地替换。

二、术前护理

(一)一般准备

1. 休息

绝对卧床休息,减少不必要的刺激,限制探视的人数。护理措施要相对集中,避免搬动患者,操作时动作要轻柔,避免发出噪声,尽量在患者床边完成相关的检查。

2. 术前常规准备

术前停止吸烟,术前 8 小时禁食水,以免麻醉或手术过程中引起误吸。术前晚应常规清洁灌肠,术前一日备皮,剃去手术区及其附近的毛发,术前一晚按照医嘱给镇静药物。完善各项血、尿标本的化验,包括血常规、血型、凝血象、生化系列、血气分析、尿常规。辅助检查包括 18 导联心电图、胸部 X 线片、超声心动图、CT 或 MRI、主动脉造影等。

3. 疼痛

主动脉夹层动脉瘤难以忍受的剧烈疼痛本身引起血压的升高,因此要做好疼痛护理。可以适当应用镇静和镇痛药物,镇痛药物要选择对呼吸功能影响小的药物,通常是 10mg 吗啡皮下或肌内注射,必要时 4～6 小时后可重复给药,年老体弱者要减量。如果疼痛症状不明显,但是患者烦躁不安,可给地西泮等镇静药物。在使用镇静药物后要观察患者的呼吸状况,如有异常立即通知医生。

4. 吸氧

患者持续低流量吸氧,增加血氧含量。吸氧也可以改善心肌缺氧及应用血管扩张药物而引起的循环血容量减少导致的氧供应不足。另外,疼痛也会增加机体的耗氧量,吸氧后可增加患者的氧供应量,改善患者的不良情绪。

5. 防止发生便秘

对于主动脉夹层动脉瘤的患者来说,绝对卧床休息和心理的焦虑和抑郁是导致便秘发生的主要原因,另外患者的饮食结构和生活习惯也是造成便秘的原因,还有一部分患者因为怕用力排便造成动脉瘤破裂而不愿排便。患者要多食素食少食荤,多吃蔬菜水果软化粪便,给胃肠道休息的时间,减少胃肠道的负担,保持胃肠的正常蠕动。多饮水,促进新陈代谢,缩短粪便在胃肠道停留的时间,减少毒素的吸收。安排合理科学的饮食结构,粗细搭配,避免以猪肉、鸡肉等动物性食物为主食。每日睡前或晨起喝一杯温蜂蜜水或淡盐水以保持大便通畅。一旦发生便秘,给予开塞露灌肠,此方法作用迅速有效。服用麻仁软胶囊、蜂蜜水及香蕉虽然有效,但作用较慢。禁忌做腹部按摩及运动疗法,以免诱发夹层动脉瘤破裂。因患者绝对卧床,要求床上排便,嘱患者建立定时排便的习惯,每日早餐后排便,早餐后易引起胃-结肠反射,此时锻炼排便,以建立条件反射。另外,患者排便时要注意环境隐私,用屏风遮挡,便后要帮患者做好清洁工作,病室通风,保持空气清新。

6. 其他疾病治疗

(1)心血管系统的常见疾病

1)缺血性心脏病:动脉瘤手术对患者心脏供血、供氧和氧耗影响都很大,术前如有缺血性心脏病,术中、术后易并发心肌梗死,一旦发生心肌梗死则死亡率极高。术前应了解患者有无心绞痛症状或有无心电图的异常改变。但约半数以上的冠心病患者无任何症状,因此对有冠状动脉疾病的患者,可做冠状动脉造影检查。

2)高血压:轻度高血压并不构成动脉瘤手术的危险因素,中度以上的高血压除非必须做急诊手术外,术前应控制好血压再行择期手术。长期服用降压药物的,要一直服药到术前,术后也要尽早恢复服药。术中要特别注意防止血压忽高忽低,术后要口服降压药维持血压平稳。

3)心律失常:房性期前收缩一般不需要特别处理。房颤者术中及术后应控制心率,偶发单源性室性期前收缩不需特殊处理,但频发或多源期前收缩需要用利多卡因或胺碘酮等有效药物治疗。新出现的恶性心律失常则应检查有无血生化异常、酸中毒、低氧血症、贫血等。

4)心脏瓣膜疾病:升主动脉瘤常伴有主动脉半环扩大或瓣膜附着缘撕脱,一旦因此而出现主动脉瓣关闭不全,常出现急性左心功能不全的表现,因此应尽早进行手术治疗。这种患者不能平卧、心功能Ⅲ级或Ⅳ级,药物控制效果不佳的也应尽早手术或急诊手术,而不必等待心功能改善后再手术治疗。合并轻度主动脉瓣狭窄或轻度二尖瓣脱垂,术中不处理,如中度以上的病症,术中应同时处理。

(2)呼吸系统疾病

1)急性呼吸道、肺部炎症:呼吸系统急性炎症,气管分泌物或痰液增多,再加上麻醉和手术的侵袭,术后感染易扩散,发生肺不张和肺炎并发症的危险性增大。所以,除急诊手术外,术前应先治疗呼吸系统急性炎症,待炎症完全治愈后1~2周再行择期手术。

2)慢性支气管炎:慢性支气管炎要去除诱因,其次,慢性支气管炎时气管内黏液分泌过多和易引起气管支气管痉挛,因此术前准备应以祛痰、排痰和解痉为中心,使用祛痰药物及雾化吸入。

3)慢性肺气肿:术前应锻炼呼吸以促进呼气,通常采用吹口哨及锻炼腹式呼吸改善肺内气体交换。其次,术前也要口服祛痰解痉药物,合并感染要选用敏感抗生素。

(3)糖尿病:合并糖尿病的患者术后易发生感染,主要是因为机体免疫力下降,微血管病的血液循环障碍,以及白细胞功能降低等原因。术前要正确调节葡萄糖和胰岛素的用量,使血糖值在允许的范围内波动,防止发生酮症酸中毒。通常要求控制空腹血糖在正常范围或7.5mmol/L以内,但要注意防止发生低血糖。另外,还要纠正患者的营养状态,特别是低蛋白现象,并消除潜在感染灶。

7. 用药护理

目前临床上常用的药物有三类:血管扩张剂、β肾上腺素受体阻滞剂和钙离子阻滞剂。主动脉夹层动脉瘤的急性阶段(发病初 48 小时),主动脉破裂的危险性最大,应选择静脉途径给药方法,待病情控制后再改为口服长期维持量。慢性主动脉夹层动脉瘤而无症状的则可提倡口服药物治疗。硝普钠应用输液泵准确输入体内。从小剂量$[0.5\mu g/(kg \cdot min)]$开始,然后根据血压的高低逐渐增加用量,但一般不超过$[10\mu g/(kg \cdot min)]$。当用大剂量硝普钠仍达不到满意的效果时,改用其他血管扩张剂。应用硝普钠时要现用现配,避光泵入,输液泵控制速度。应用硝普钠同时可应用β肾上腺素受体阻滞剂,如艾司洛尔,注射时要稀释并使用输液泵控制速度。值得注意的是,艾司洛尔有很强的降压作用,如患者仅应用艾司洛尔就能维持满意的血压和心率,则不需要同时使用硝普钠。在应用艾司洛尔的过程中,要密切观察患者的心率。普萘洛尔有很强的心肌收缩功能抑制作用,需要急诊手术的患者应避免使用或用量应小。临床中常用的钙离子阻滞剂是乌拉地尔,应用输液泵泵入,也可稀释后静脉注射。

8. 预防瘤体破裂

夹层动脉瘤破裂引起失血性休克是导致患者死亡的常见原因。预防主动脉夹层破裂,及时发现病情变化是术前护理的重要内容。尤其是患者主诉突然发生的剧烈腰背部疼痛,常常是夹层动脉瘤破裂的前兆。高血压是夹层分离的常见原因,导致夹层撕裂和血肿形成的常见原因与收缩压和射血速率的大小有关。因此,术前要将血压控制在 100~130/60~90mmHg,心率 70~100 次/分。血压下降后疼痛会明显减轻或消失,是主动脉夹层停止进展的临床指征,而一旦发现血压大幅度下降,要高度怀疑夹层动脉瘤破裂。

9. 周围动脉搏动的观察和护理

当主动脉夹层累及分支血管会引起相应脏器的缺血症状,主动脉分支急性闭塞可导致器官的缺血坏死,要预见性的观察双侧主动脉、足背动脉的搏动情况,要注意观察末梢的皮肤温度及皮肤颜色。要勤巡视,勤观察,严格交班,做到早发现,早报告,早救治。

10. 胃肠道及泌尿系统

观察动脉瘤向远端发展,可延伸到腹主动脉下端,累及肠系膜上动脉或肾动脉,引起器官缺血和供血不足症状,夹层累及肾动脉会出现腰疼、血尿、急性肾衰竭、尿量减少。夹层累及肠系膜上动脉时会出现恶心、呕吐、腹胀、腹泻等症状。每小时记录尿量,尿色,记录 24 小时出入量。

11. 休克的观察

患者因刀割样疼痛而表现为烦躁不安、焦虑、恐惧和濒死感,且为持续性,一般镇痛药物难以缓解,患者会伴有皮肤苍白、四肢末梢湿冷、脉搏细速、呼吸急促等休克症状。护士要迅速建立静脉通路,抗休克治疗,观察患者尿量、皮肤温度、血压及心率变化。

12. 其他并发症的观察

主动脉分支闭塞会引起器官的缺血坏死,如颈动脉闭塞表现为晕厥,冠状动脉缺血表现为急性心肌梗死,累及骶髂神经可出现下肢瘫痪,累及交感神经节可出现疼痛,累及喉返神经可以发生声音嘶哑,因此护士要严格观察有无呼吸困难、咳嗽、咯血、头痛、偏瘫、失语、晕厥、视力模糊、肢体麻木无力、大小便失禁、意识丧失等征象。

(二)心理护理

绝大部分患者在住院时可以了解自己的病情,对手术和疾病充满了紧张和恐惧,同时夹层动脉瘤的首发症状是胸背部剧烈的疼痛,难以忍受的撕裂样。刀割样疼痛伴有濒死感,严重者伴有短暂的晕厥,因此患者会有烦躁和焦虑,但是患者期盼着手术治疗以减轻痛苦,顾虑重重,同时也担心手术是否成功,这些心理问题会影响患者的休息,同时会使交感神经兴奋,血液中儿茶酚胺含量增加,使血压升高、心率加快,加重病情。不良的心理问题还会降低机体的免疫力,抵抗力下降,对手术治疗不利。首先,我们要倾听患者的主诉,鼓励患者说出自己内心的不快、顾虑,以及身体的不适,与患者建立信任关系。向患者讲述成功病例,组织经验交流会,观看图片,讲解疾病相关知识,增强患者战胜疾病的信心。与家属配合,鼓励患者增强战胜疾病的信心。

三、术中护理

由于夹层动脉瘤起病急骤,加上剧烈的疼痛,往往使患者出现恐惧、焦虑的情绪,在拟定手术方案后,手术室护士应当尽快到病房做好术前访视,以亲切的态度介绍手术成员及手术的成功经验,鼓励患者以放松的心态准备手术。洗手护士在术前准备好常规心脏大血管手术器械和敷料包,准备各种类型的人造血管及心血管补片、特殊血管缝线和可吸收缝线,大银夹钳和特殊鼻式针持,胸骨锯、骨蜡、无菌冰泥、除颤器、生物胶、止血粉、止血纱布,特细神经拉钩等。检查各种备用插管、手术器材的有效期,准备好充足的手术器械、用物、药品,保障术中及时准确地配合。

患者进入手术室后,巡回护士要热情接待,仔细核对患者姓名、床号、手术部位及术前用药。安慰关怀患者,减轻其紧张情绪。迅速建立两条良好的静脉通路。麻醉完成后,将患者放置平卧位,头下垫软头圈,胸后垫胸枕。肩胛骨、髂尾部、足跟处分别贴减压贴,减少因手术时间长和深低温体外循环导致皮肤压疮。由于手术位置在主动脉,而且是深低温环境条件下,会引起血流动力学和内环境的变化,术中密切配合麻醉师、体外循环灌注师工作,观察血压、血氧饱和度、尿量及体温的变化。遇异常情况,及时遵医嘱做好相应的处理。

心脏大血管手术器械种类繁多,要求器械护士提前 30 分钟刷手,与巡回护士一起仔细清点缝线、敷料和器械等物品。考虑到手术大,影响术式的不确定因素较多,皮肤消毒范围要足够大。消毒范围原则上同冠状动脉旁路移植手术,但双耳郭、乳突和双上肢也应充分消毒。铺单还是应预留双侧锁骨下动静脉和股动脉切口位置。暴露右侧腋动脉备体外循环插管用。大血管手术开胸时的风险较大,尤以二次开胸行大血管手术为甚。从开胸到完成心脏血管游离的过程中应做好随时应对大出血、心律失常和启动体外循环的准备。

四、术后护理

(一)常规护理

1. ICU 常规护理

准备好麻醉床、心电监护仪、呼吸机、简易呼吸器、吸痰器、除颤仪等急救监测设备。患者回 ICU 后立即给予心电、血压、血氧饱和度监测。连接呼吸机进行机械辅助通气。与麻醉师进行交接,包括患者使用药物如何配制、血气分析结果,以及术中是否出现异常情况。同时还要交接患者的衣物,带回的血制品及药物,血制品要严格交接,双人核对。病情允许时可与手术室护士共同为患者翻身查看皮肤情况,出现异常要记录在重症护理记录单上,并填写压疮评估表,并且要把情况告知家属。

2. 体位

麻醉未醒时采取平卧位,尽量减少搬动患者,如生命体征不稳定的患者要禁止翻身。麻醉清醒后生命体征稳定的患者可将床头抬高 30°。

3. 管道护理

与麻醉师一起确定气管插管的位置,听诊呼吸音,观察双侧是否对称,常规进行 X 线检查,了解气管插管的位置及双肺的情况。交接深静脉及动脉压管路的位置,检查管路是否通畅。妥善固定尿管、引流管,在引流瓶上贴好标记,以便观察患者的引流量。保持各管路通畅,避免打折、扭曲、脱出、受压,每班需要确定各种管路的位置,每个小时记录深静脉及气管插管的位置。

4. 保证外出检查安全

患者外出做检查时要备好抢救设备及药物,准备简易呼吸器、氧气袋、负压吸引器、吸痰管、除颤仪、肾上腺素,以保证患者发生意外情况能够给予及时的救治。

5. 血糖监测

术后监测血糖每小时 1 次,连续 3 小时,如有异常立即应用胰岛素,以控制血糖在正常范围。

6. 心理护理

患者进入 ICU 后要掌握患者的心理动态,及早告知患者手术成功,现在正在 ICU 接受治疗,对患者实施周到的护理及热情的鼓励。积极指导自我放松训练,转移注意力,使其配合治疗,促进康复。对患者提出的问题,要耐心细心解答,让患者信任 ICU 护士。

(二)并发症的观察与护理

1. 控制血压

维持理想的血压,减少血压的波动是大血管术后护理的难点。术后难以控制的持续高血压可增加脑出血、吻合口出血及冠状动脉痉挛,引起心肌缺血的危险。术后要给予患者镇痛、镇静,加强心理护理,使患者有安全感,防止由于过度的焦虑和烦躁而引起的血压升高。术后要给予缓慢复温,防止由于体温过低引起的外周血管收缩而导致血压的升高。当患者麻醉苏醒时,可应用丙泊酚镇静,同时血压有升高趋势时,要遵医嘱给硝普钠、亚宁定、利喜定等降压药物,使血压缓慢降低,收缩压维持在 120mmHg 左右。术后早期血压低多是因为渗血多、术中出血、失液所致血容量不足引起的,应用药物血压仍控制不理想时,要警惕是否发生低心排。所有患者均采用有创血压监测,妥善固定穿刺针的位置,每班都要校对零点,保证测量血压的真实可靠。使用血管扩张药物要单路给药,使用微量注射泵时避免应用"快进"键,以免血压骤然降低。

2. 心电监测

全主动脉置换涉及主动脉根部的置换及头臂干血管的再造,术前主动脉瓣关闭不全,冠状动脉病变,长时间的体外循环及心肌阻断,都会导致术后的心律失常、心肌缺血,低心排甚至心搏骤停。术后立即给予多参数的生理监测及血流动力学监测,定时观察心率、中心静脉压及心电图的变化。高龄患者心功能较差、心排量降低,易发生充血性心力衰竭,对于这样的患者术后可以给予 IABP 辅助心脏功能,增加心脏射血、心脏灌注,改善肾脏的血液灌注。

3.纠正电解质紊乱、酸碱平衡失调及出入量失衡

术中血液稀释、利尿剂的应用、低流量灌注、应用呼吸机等都会引起酸碱平衡失调及电解质的紊乱。术后也要参照多方面的因素包括心率、血压、中心静脉压、尿量、引流量、血气分析结果,以及心肺功能。血容量不足时要以补充胶体为主,维持血红蛋白>100g/L,血浆可以预防由于凝血因子减少而造成的引流多,补充胶体还可以防止由于胶体渗透压降低而造成的肺内液体增多,护理过程中不能机械的控制入量小于出量。

4.意识的监测

脑部的并发症是人工血管置换常见的并发症之一。临床表现为苏醒过缓、偏瘫、昏迷、抽搐等。护士在患者未清醒前要观察并记录患者双侧瞳孔是否等大等圆,是否有对光反射及程度如何,清醒后要记录清醒的时间及程度,密切观察患者的认知情况、精神状态及有无脑缺氧。患者清醒后,护士要观察和记录四肢的活动情况,皮肤的温度,感觉动脉搏动情况。

5.胃肠道的护理

留置胃管持续胃肠减压是术后常见的护理措施,留置胃管禁食水的患者常有口渴、咽部疼痛等不适,每天要给予两次口腔护理,以促进患者舒适。每班听诊肠鸣音,观察腹部体征,有无腹胀、腹痛,定时测腹围,观察有无腹腔脏器缺血表现。患者肠道功能恢复后可给予胃肠道营养,以促进患者体力的恢复。

6.呼吸道的护理

(1)术后呼吸机辅助呼吸:根据血气分析结果及时调整呼吸机参数。术后带管时间长,不宜长时间持续镇静的患者易出现呼吸机对抗,随时监测呼吸频率、潮气量、气道压及患者的呼吸状态。调整呼吸机模式为 SIMV+PS(压力支持)或压力控制通气(PC),在 PC 情况下要注意观察患者的潮气量变化,及时调整压力。

(2)预防呼吸机相关性肺炎(VAP):呼吸机相关性肺炎是指经气管插管行机械通气 48 小时以后发生的肺部感染,或原有肺部感染发生新的病情变化,临床上高度提示是一次新的感染,并经病原学证实者。机械通气是 ICU 常用的一种治疗方法,由于人工气道的建立破坏了呼吸道正常的生理防御机制,使机械通气并发的呼吸机相关性肺炎发生率增加 4~12 倍。呼吸机相关性肺炎的发生使得患者治疗时间延长,住院费用增加,死亡率增高,影响疾病的预后。

1)ICU 环境管理:严格限制探视,减少人员流动,同时也要减少可移动设备的使用。必要探视时家属需要穿隔离服、戴口罩帽子、更换拖鞋后才能进入。每日要进行通风,地面每天用含氯消毒液拖擦,监护仪等设备定期用消毒液擦拭,患者转出后对所用物品进行终末消毒处理。ICU 应设立隔离病房,以收治特殊感染患者。使用空气层流装置时要定期清理排风口处的污物,以免影响空气质量。定期对 ICU 工作人员进行手消毒效果监测,洗手后细菌数小于 $5cfu/cm^2$,并以未检出致病菌为合格。此外,还要进行定期体检,尤其要进行口咽部细菌培养,带有致病菌株者应停止治疗工作或更换工作岗位。

2)保持人工气道的通畅:保持人工气道通畅最有效的方法是根据分泌物的颜色、量和黏稠度等情况,按需进行气管内吸痰。吸痰是利用机械吸引的方法,将呼吸道分泌物经口、鼻或人工气道吸除,以保持呼吸道通畅的一种治疗方法。

3)吸痰手法:可按照送、提、转手法进行操作。

①送:在左手不阻塞负压控制孔的前提下,或先反折吸痰管以阻断负压,右手持吸痰管,以轻柔的动作送至气道深部,最好送至左右支气管处,以吸取更深部的痰液。

②提:在吸痰管逐渐退出的过程中,再打开负压吸痰,或左手阻塞吸痰管负压控制孔产生负压,右手向上提拉吸痰管,切忌反复上下提插。

③转:注意右手边向上提拉时,边螺旋转动吸痰管,能更彻底地充分吸引各方向的痰液,抽吸时间段使用负压,可减少黏膜损伤,而且抽吸更为有效。

4)吸痰后护理:与呼吸机连接,吸入纯氧。生理盐水冲洗吸痰管后关闭负压。检查气管套管和气囊。听诊。安慰患者取舒适体位,擦净面部,必要时行口腔护理。观察血氧饱和度变化,调节吸入氧浓度(FiO_2)。整理用物、洗手和记录:吸痰前后面色、呼吸频率的改善情况,痰液的颜色、性质、黏稠度、痰量及口鼻黏膜有无损伤。

5)保持人工气道的湿化:人工气道的建立使患者丧失了上呼吸道对气体的加温和加湿的作用,吸入干燥低温的气体未经过鼻咽腔易引起气管黏膜干燥和分泌物黏稠,造成分泌物潴留,发生肺不张,增加了肺部感染的机会。所以,必须保证人工气道充分的湿化。

6)雾化吸入治疗:有些呼吸机本身有雾化装置,使药液雾化成 $3\sim5\mu m$ 的微粒,可达小支气管和肺泡发挥其药理作用。昏迷患者也可将雾化吸入的面罩直接置于气管切开进口处或固定于其口鼻部,每日 4~6 次,每次 10~20 分钟,患者清醒时嘱其深呼吸,尽量将气雾吸入下呼吸道。常用的药物有 β_2 受体激动剂和糖皮质激素等,以扩张支气管。更换药液前要清洗雾化罐,以免药液混淆。使用激素类药物雾化后,及时清洁口腔及面部。

7. 并发症的观察及护理

(1)观察有无截瘫:密切观察患者的下肢肌力及感觉,一旦发现异常立即通知医生。胸降主动脉和胸腹主动脉远端的血管置换术,脊髓缺血时间长或供给脊髓血液的肋间动脉和腰动脉没有重建等因素导致的偏瘫、截瘫等是主动脉夹层动脉瘤术后常见的严重并发症,迄今为止尚未有解决的方法。

(2)观察有无栓塞征象:主动脉人工血管置换术后,在重建血管吻合口、动静脉腔内易发生血栓和栓塞。为防止人工血管内发生血栓,术后 3 个月内给予抗凝治疗,抗凝药物的应用通常在术后 6~12 小时,如果引流多要推迟使用。

(3)预防出血和渗血:主动脉人工血管置换的创伤大,吻合技术难,吻合处多,术中和术后发生出血和弥散性渗血往往能够致命。术后出血的观察和早期发现尤为重要。勤挤引流,保持引流通畅,观察记录引流的色、质和量,如果发现术后 1 小时引流量>10ml/kg,或者任何 1 小时的引流量>200ml,或 2 小时内达 400ml,都提示有活动性出血,一旦发现要立即报告医生,给予开胸止血。同时,术后控制血压也是预防出血的关键,主动脉人工血管置换手术复杂,技术难度大,吻合口多,吻合口出血是术后致死的首要原因。控制血压在 90~120/50~80mmHg,以保证组织灌注,皮肤温度正常,以尿量为准,保证每小时尿量>1ml/kg,避免血压过低导致的组织灌注不足。早期引流偏多要排除血液稀释、鱼精蛋白不足、凝血功能障碍等原因,及时给鱼精蛋白、新鲜血浆、血小板、纤维蛋白等,有效地减少术后渗血。

(4)肾脏功能监测:肾脏是对缺血最敏感的腹腔脏器,肾衰竭是主动脉术后常见的并发症之一,发生率 10%~20%,常在术后 48 小时内发生。防止血容量不足引起的少尿、无尿,每小时观察并记录尿量、颜色及性质,查肌酐、尿素氮,出现出入量失衡时及时汇报医生。补足血容量,血细胞比容低于 35％时适当输血,维持血压稳定,必要时应用硝普钠降压,必须保持稳定的肾动脉灌注压,舒张压不低于 60mmHg。血压过低者可应用小剂量多巴胺、肾上腺素以提高血压,扩张肾动脉,起到强心利尿作用。发生血红蛋白尿时要给予碱化尿液,防止管型尿形成,保持水、电解质、酸碱平衡,控制氮质血症,当尿量连续 2 小时<1ml/kg 时,及时报告医生,应用利尿剂,必要时应用肾脏替代疗法。

（三）康复护理

患者病情平稳后可进行各关节的被动运动,清醒脱机后指导患者进行主动关节运动,练习床上坐起进食,为下床活动做准备。从术后第一天起按摩双下肢,每日两次,每次半小时。翻身叩背促进患者痰液排出,防止呼吸道感染的发生。鼓励患者早期下床活动,促进体力的恢复,初次下床时要注意保护患者安全以免发生摔伤。

第七章　儿科疾病护理

第一节　早产儿与新生儿产伤

一、早产儿概述

早产儿是指胎龄满 28 周至不足 37 周出生的新生儿。早产儿在宫内生活时间短,发育不成熟,对子宫外的适应能力差;出生后吸吮能力差,常有营养不良及代谢紊乱及免疫功能低下。因此,早产儿病死率明显高于足月产儿。

二、早产儿护理

(一)护理评估

1. 健康史

(1)母体因素:有急慢性疾病合并症;生殖器官异常,如双子宫、宫颈口松弛;既往曾有早产史。

(2)胎儿-胎盘因素:前置胎盘、胎盘早剥、胎膜早破、胎盘功能不全、多胎妊娠。

(3)创伤:腹部手术,腹部受撞击,孕期过劳、性交及严重的精神创伤等。

2. 身体评估

重点评估早产儿的外观特点;有无青紫、呼吸困难、呼吸暂停;体温调节情况,有无低体温或发热;有无腹泻、腹胀、呕吐症状,大小便情况;黄疸出现时间及程度;有无皮肤硬肿;体重增长情况,吃奶情况;精神状态、肌张力及有无惊厥;有无皮肤、黏膜及其他部位的出血。

(二)护理诊断

1. 有体温改变的危险

早产儿体温调节能力与产热能力低下有关。

2. 营养失调,低于机体需要量

与早产儿摄入能力不足、消化吸收功能差有关。

3. 有窒息的危险

与早产儿呼吸中枢及呼吸系统不成熟、呼吸道分泌物未能及时清除有关。

4. 有感染的危险

与早产儿免疫能力低下有关。

(三)护理目标

呼吸功能正常。

未发生窒息。

体温能保持正常、稳定。

没有出现感染征象。

早产儿体重能如期增加。

（四）护理措施

1. 维持体温恒定

早产儿大多需要保暖。

（1）早产儿室温稳定，以 24～26℃ 为宜；晨间护理时，室温应在 27～28℃，相对湿度为 55%～65%。

（2）早产儿出生后迅速擦干，迅速保暖，并加强体温监测。

2. 维持呼吸

（1）严密观察早产儿呼吸频率、节律，特别注意吃奶后有无缺氧，必要时在哺乳前后给氧数分钟。给氧原则是：间断、低浓度吸氧，氧浓度为 30%～40%。

（2）呼吸暂停的预防及护理：保持侧卧位，每 30min 更换一次体位，注意颈部不要过度弯曲，保持呼吸道通畅，观察早产儿呼吸形态，当其深睡时要触动身体使其觉醒。喂奶后应避免呕吐造成窒息。发现呼吸暂停应立即清理呼吸道，刺激呼吸。刺激呼吸的方法有人工托背法，也可通过弹足底、针刺人中、捏耳垂等使其啼哭，以助恢复呼吸；同时给氧，可用气管插管、面罩或鼻导管给氧。

3. 合理喂养

（1）开始喂养时间：目前认为早产儿体内储存的能源少，应及早喂奶。生后根据胎龄、出生时的体重及状况决定是否可实行早吸吮，并于生后 2～4h 内开始正式喂奶。

（2）喂养方式：以母乳喂养最好。体重 1500g 以上，有吸吮能力的早产儿可直接母乳喂养，体重<1500g 或无吸吮、吞咽能力者可用滴管、胃管喂母乳。

（3）喂养原则：人工喂养奶浓度由稀到稠，奶量由少到多。

4. 预防感染

早产儿抵抗力比足月儿更低，尤应注意消毒隔离措施。早产儿所处的环境和所接触的物品应定期消毒，护理人员应着清洁工作服、口罩及帽子，接触新生儿前应洗手，感染者应及时隔离。加强口腔、皮肤和脐部的护理。注意及时清除呼吸道分泌物，保持呼吸道通畅，预防肺炎的发生。

5. 密切观察病情

早产儿各器官功能不成熟，应密切观察病情变化，若出现面色发绀或苍白、呼吸不规则或呼气呻吟、体温异常、黄疸程度重、烦躁不安等异常情况，应及时报告医生，详细记录并协助处理。

三、新生儿产伤概述

新生儿产伤是指在分娩过程中发生的机械性或缺氧性损伤，多由于产科手术或分娩处理不当等原因造成。近年因围生期保健工作的不断加强，发生率已明显下降。

四、新生儿产伤护理

（一）护理评估

1. 健康史

了解有无胎位异常、头盆不称、产程延长等因素使胎头在分娩过程中受压过久；是否为巨大儿胎肩娩出困难;有无胎头吸引术、产钳术或臀先露助产术史。

2. 身体评估

(1)头颅血肿:是胎头在分娩过程中颅骨和母体骨盆摩擦或受挤压致颅骨损伤导致颅骨骨膜下血管破裂、血液积聚在骨膜下所致。血肿多位于顶部,常为一侧,亦可两侧同时发生,偶见于枕、额部。小血肿一般无全身症状,大血肿出血量多者可出现贫血和高胆红素血症,严重者可发生黄疸。

(2)锁骨骨折:是产伤骨折中最常见的,有青枝骨折和完全骨折两种。骨折多位于锁骨中外 1/3 交界处,常无明显症状,检查局部软组织肿胀、有压痛,有时可扪及骨痂硬块,患侧肩部活动受限,拥抱反射减弱或消失。

(3)肱骨骨折:多见于臀先露上肢娩出困难,助产者操作粗暴时。骨折多见于肱骨中段,常为横断骨折,移位明显,患侧上肢活动受限;抬举患侧上肢时,患儿可因疼痛而啼哭。

(4)臂丛神经麻痹:临床可表现为上臂外展内旋,下臂伸展内旋,不能弯曲,部分手指屈曲面向后方;有时整个患侧上肢松软,近、远端肌肉均无运动。

(5)面神经麻痹:多由产钳压迫所引起。常为周围性面瘫,患侧眼睑不能闭合、前额平滑无皱纹、鼻唇沟消失,口角向健侧歪斜,哺乳时乳汁从患侧口角流出。

3. 心理-社会评估

家长对患儿症状的出现往往感到恐慌、担忧,甚至可能表现出不理解,情绪波动。

(二)护理诊断

1. 疼痛

与局部受伤有关。

2. 有感染的危险

与局部抵抗力下降有关。

3. 有废用综合征的危险

与神经麻痹致肢体不能活动有关。

4. 恐惧

与家长担心患儿预后不良有关。

(三)护理目标

患儿疼痛减轻。

患儿未发生感染。

肢体恢复活动,肌肉不萎缩。

家长情绪稳定。

(四)护理措施

1. 一般护理

(1)保持患儿安静,避免压迫受伤处、揉擦血肿部位或牵动患肢,以免加重出血和引起疼痛。

(2)密切观察病情:除注意受伤局部表现外,应注意有无全身症状,如呼吸、心率、面色及黄疸等。

2. 治疗配合

(1)为医生做好骨折复位固定的用物准备,如夹板、绷带及纱布等,并协助完成固定。

(2)协助患儿受伤部位功能的恢复,如正确的按摩及被动运动患肢,以防肌肉萎缩。

(3)遵医嘱使用药物,如止血剂、抗生素、纠正贫血的药物等。

第二节　新生儿窒息与新生儿缺血缺氧性脑病

一、新生儿窒息

新生儿窒息是指生后 1min 内无自主呼吸或未能建立规律呼吸而导致低氧血症和混合性酸中毒。其发病率国内为 5%～10%,是目前新生儿死亡及小儿致残的主要疾病之一。

（一）护理目标

新生儿呼吸道分泌物能清理干净,恢复自主呼吸,抢救成功。

母亲恐惧消失,并配合医生、护理人员,护理好婴儿。

新生儿出院时体温、血常规正常。

母亲没有发生并发症。

（二）护理措施

凡估计胎儿出生后可能发生新生儿窒息者,分娩前做好抢救准备工作,氧气、保暖、急救药品及器械等。抢救必须及时、迅速、轻巧、避免发生损伤。

胎头娩出后及时用吸引管或手挤压法清除鼻咽部分泌物、羊水等,胎儿娩出后,取头低位,在抢救台继续用吸痰管清理呼吸道的黏痰和羊水。如效果不佳,可配合医生采取气管内插管吸取。动作轻柔,避免负压过大损伤咽部黏膜不良反应。

保暖,吸氧,必要时行人工呼吸。

卧位姿势按具体情况而定,若无产伤,新生儿娩出后以右侧卧位为主。

按医嘱纠正酸中毒,给 5%碳酸氢钠 3～5ml/kg 加 25%葡萄糖 10ml 脐静脉缓慢注入。必要时重复给药。

体外心脏按压方法是新生儿仰卧,用食、中两指有节奏地按压胸骨中段,每分钟 100 次左右,每次按压后放松,使胸骨变位,心脏扩张,按压与放松时间大致相同。

复苏注意保暖,保持呼吸道通畅,吸氧,注意患儿面色、呼吸、心率、体温、出入量变化。

适当延迟哺乳,必要时遵医嘱给予静脉补液以维持营养及抗生素预防感染等。

产妇做好心理护理,在适当的时间告诉产妇新生儿的情况,争取产妇合作。

二、新生儿缺血缺氧性脑病

新生儿缺血缺氧性脑病（HIE）是由各种围生期因素引起的缺氧和脑血流减少或暂停而导致胎儿或新生儿的脑损伤,病情重,病死率高,并可产生永久性功能缺陷,常遗留神经系统后遗。目前对缺血缺氧性脑病缺乏有效的治疗手段,仍采取以支持治疗为主的综合治疗方法,而护理是综合治疗的关键环节。

（一）病情评估

1. 患儿家属评估

对有关疾病知识的了解程度、心理状态。

2. 意识和精神状态

轻度表现为过度兴奋,易激惹,肢体可出现颤动,肌张力正常或增高,拥抱反射和吸吮反射稍活跃,一般无惊厥,呼吸规则,瞳孔无改变,1d 内症状好转,预后佳。

中度表现为嗜睡,反应迟钝,肌张力降低,拥抱反射和吸吮反射减弱,常有惊厥,呼吸可能不规则,瞳孔可能缩小。症状在 3d 内已很明显。约 1 周内消失。存活者可能留有后遗症。

重度时患儿意识不清,肌张力松软,拥抱反射和吸吮反射消失,反复发生惊厥,呼吸不规则,瞳孔不对称,对光反射消失,病死率高。多在 1 周内死亡,存活者症状可持续数周,留有后遗症。另外,无论患儿躁动或安静,都应做到动态观察,及时发现意识的细微变化,以获得救治机会。如患儿烦躁不安、脑性尖叫伴有抽搐,结合有分娩窒息史或有脐绕颈、剖宫产者,往往提示有小脑幕上出血,应及时报告医生给予镇静和止血治疗,并对抽搐持续的时间、次数做详细记录,为诊治提供依据。

(1)囟门的观察:应经常观察患儿前囟门是否凸凹及紧张,前囟饱满紧张提示颅内压增高,可能有颅内出血情况,应及时报告医生应用脱水剂,以免引起脑疝。

(2)生命体征:小儿神经功能稳定性差,对外界干扰有较强的反应,易出现生命体征的变化。要特别注意及时给予心肺监护,观察呼吸节律、频率的变化及有无呼吸暂停等,呼吸不规则是本病恶化的主要表现,同时还应注意有无体温不升或体温过高。

(3)皮肤色泽:注意有无皮肤苍白、青紫、发花、黄染等。如皮肤苍白或青紫、黄染或发花,常伴有颅内出血情况,病情严重。

3. 有无潜在并发症的发生。

(二)护理关键

保持呼吸道通畅,根据缺氧情况选择给氧方式。

协助患儿绝对卧床休息。

快速建立静脉通道,注意滴速及用药反应。

(三)护理措施

1. 高压氧舱治疗的护理

体位:患儿取右侧卧位,头部略高 20°~30°,防止呕吐物吸入。

进舱不宜输液,注意保暖。

患儿入舱后先虚掩舱门洗舱,常压下向舱内输入氧气,用以置换舱内空气,当测氧仪显示氧浓度为 50% 以上时即达洗舱目的。轻轻关上舱门,缓慢匀速升压,速度为 0.004~0.003MPa/min,检查氧气管线路有无漏气、曲折,以保持吸氧的有效性和安全性。每隔 10min 换气一次,以保证舱内氧气浓度的恒定,稳压治疗时间为 30min。首次治疗压力宜低,使患儿有一适应过程,新生儿压力一般为 0.03~0.04MPa,升压时间持续 15min。

注意观察患儿有无呕吐、面肌抽搐、出冷汗等早期氧中毒症状,若有发生,应停止升压,并可适当排气减压至症状消失。

压力升高后继续密切观察,稳压治疗时间为 40min。

在减压阶段,必须严格执行减压方案,缓慢等速减压,速度为 0.015~0.02MPa/min,时间不得少于 15min,否则体内溶解的大量氧气从组织中排出,游离成气态,以气泡形式在血管内外栓塞和压迫血管,使局部血液循环障碍,致组织缺氧缺血产生损伤而发生减压病等并发症。

2. 亚低温治疗的护理

在进行亚低温治疗过程中,患儿应始终保持头颈部在冰帽内,避免上移或下滑,并随时更换浸湿衣物,保持干燥;同时使机温控制在 32.5℃～33.0℃,以维持鼻咽温度为(34.0±0.2)℃,并注意患儿的保暖,使腋温保持在正常范围内。

观察患儿的面色、反应、末梢循环等情况,并总结 24h 的出入液量,做好记录。在护理过程中应随时观察心率的变化,如出现心率过缓或心律失常,及时与医生联系是否停止亚低温治疗。

在亚低温治疗期间低温时间不宜过长,否则易致呼吸道分泌物增多,发生肺炎或肺不张,因此要及时清除呼吸道分泌物,保持呼吸道通畅。

不要搬动患儿,更不要将患儿突然抱起,以免发生直立性休克,危及生命。

注意皮肤的血运情况,尤其是头部,由于低温期间皮肤血管收缩,血液黏稠度增高,血流缓慢,易发生皮肤破损或硬肿。

输液患儿应防止静脉外渗,如有外渗应及时处理。

亚低温治疗中患儿处于亚冬眠状态,一般不提倡喂奶,避免乳汁反流后窒息。但少数患儿有哭闹,可给予安慰奶嘴。如果热量不够,应给予静脉高营养摄入。

3. 心理护理

由于患儿病情危重,家长心理负担大,在康复期间做好心理护理是非常重要的,排除思想顾虑,安慰家属,使其配合治疗,增强治疗信心,保持乐观的情绪。

(四)健康指导

合理调整饮食,加强营养,增强免疫力。

如有后遗症,鼓励坚持治疗和随访,康复期进行康复锻炼。

第三节　新生儿颅内出血与新生儿溶血

一、新生儿颅内出血

新生儿颅内出血(intracranial hemorrhage of the newborn,ICHN)是主要由缺氧或产伤引起的严重脑损伤性疾病,主要表现为神经系统的兴奋或抑制症状。早产儿多见,病死率高,存活者常留有神经系统后遗症。

(一)概述

新生儿颅内出血主要由缺氧和产伤引起。

1. 缺氧

凡能引起缺氧的因素均可导致颅内出血,以早产儿多见。如宫内窘迫、产时及产后窒息缺氧,导致脑血管壁通透性增加,血液外渗,出现脑室管膜下、蛛网膜下隙、脑实质出血。

2. 产伤

产伤以足月儿、巨大儿多见。如胎头过大、头盆不称、急产、臀位产、高位产钳、负压吸引助产等,使胎儿头部受挤压、牵引导致大脑镰、小脑幕撕裂,引起硬脑膜下出血,脑表面静脉撕裂常伴有蛛网膜下隙出血。

3. 其他

快速输入高渗液体、机械通气不当、血压波动过大、颅内先天性血管畸形或全身出血性疾病等也可引起。

(二)护理评估

1. 健康史

评估患儿有无窒息缺氧及产伤史；评估患儿惊厥发作的次数、部位、程度、持续时间及意识障碍、发绀、脑性尖叫等症状。

2. 身体状况

临床表现主要与出血部位和出血量有关，多于生后 1~2d 内出现。

(1)意识改变：激惹、过度兴奋或表情淡漠、嗜睡、昏迷等。

(2)颅内压增高表现：脑性尖叫、惊厥、前囟隆起、颅缝增宽等。

(3)眼部症状：凝视、斜视、眼球固定、眼震颤，并发脑疝时可出现两侧瞳孔大小不等、对光反射迟钝或消失。

(4)呼吸改变：增快或减慢、不规则或暂停等。

(5)肌张力及原始反射改变：肌张力早期增高以后减低，原始反射减弱或消失。

(6)其他表现：黄疸和贫血。

(7)后遗症：脑积水、智力低下、癫痫、脑瘫等。

3. 心理-社会状况

多数家长对本病的严重性、预后缺乏认识；因担心孩子致残，家长可出现焦虑、恐惧、内疚、悲伤等反应。应重点评估家长对本病的认知态度及心理、经济承受能力。

4. 辅助检查

头颅 B 超、CT 检查可提供出血部位和范围，有助于确诊和判断预后；腰穿脑脊液检查为均匀血性，镜下有皱缩红细胞，有助于脑室内及蛛网膜下隙出血的诊断，但病情重者不宜行腰穿检查。

5. 治疗原则及主要措施

(1)镇静止惊：选用苯巴比妥钠、地西泮等。

(2)止血：选用维生素 K_1、酚磺乙胺(止血敏)、卡巴克络(安络血)、巴曲酶(立止血)等，必要时输新鲜血、血浆。

(3)降低颅内压：选用呋塞米静脉注射，并发脑疝时应用小剂量 20% 甘露醇静脉注射。

(4)给氧：呼吸困难、发绀者吸氧。

(三)常见护理诊断/问题

1. 潜在并发症

颅内压增高。

2. 低效性呼吸形态

与呼吸中枢受损有关。

3. 有窒息的危险

与惊厥、昏迷有关。

4. 营养失调

低于机体需要量与摄入不足及呕吐有关。

5. 体温调节无效

与体温调节中枢受损有关。

6. 焦虑、恐惧(家长)

与患儿病情危重及预后差有关。

(四)护理措施

1. 降低颅内压

(1)减少刺激,保持安静:所有护理操作与治疗尽量集中进行,动作要轻、稳、准,尽量减少移动和刺激患儿,静脉穿刺选用留置针,减少反复穿刺,以免加重颅内出血。

(2)护理体位:抬高头肩部15°～30°,侧卧位或头偏向一侧。

(3)严密观察病情:观察患儿生命体征、神志、瞳孔、囟门、神经反射及肌张力等变化,及时发现颅内高压。

(4)遵医嘱降颅压:有颅内压增高时选用呋塞米降颅压;当出现两侧瞳孔大小不等、对光反射迟钝或消失、呼吸节律不规则等应考虑并脑疝,选用20%甘露醇降颅压。

2. 防止窒息,改善呼吸功能

及时清除呼吸道分泌物,保持呼吸道通畅,防止窒息;合理用氧,改善呼吸功能,呼吸衰竭或严重呼吸暂停者需气管插管、机械通气。

3. 保证营养和能量供给

不能进食者,应给予鼻饲,遵医嘱静脉输液,每日液体量为60～80ml/kg,速度宜慢,于24h内均匀输入,以保证患儿营养和能量的供给。

4. 维持体温稳定

体温过高时给予物理降温,体温过低时采用远红外辐射保温床、暖箱或热水袋保暖。

二、新生儿溶血

新生儿溶血病是因母婴血型不合引起的同种免疫性溶血,治疗不及时将导致严重的贫血、心力衰竭,或留有神经系统后遗症,甚至危及患儿生命。新生儿溶血病以ABO溶血病和Rh溶血病最为常见。

(一)护理关键

观察患儿皮肤黄染的部位和范围,估计血清胆红素,判断其发展速度。

协助患儿绝对卧床休息。

做好家属心理护理,避免精神紧张,积极配合治疗。

预防并发症。

(二)一般护理

1. 频繁哺乳促进患儿康复

对溶血病患儿,应当坚持早期、足量母乳喂养,每日可哺乳8～12次。频繁有效的哺乳可减少患儿体内胆红素的肠肝循环。特别在患儿出生后的最初3～4d,做到频繁有效的吸吮,可有效干预高胆红素血症的发生。

2. 为患儿营造温暖、清洁的环境

患儿体温过低不利于血清胆红素的降低，因此，室温以 22℃～24℃ 为宜，相对湿度以 50%～60% 为宜。为患儿换衣服、换尿布、洗澡等操作应尽量集中进行，动作快速、轻柔，避免患儿受凉。要保持居室清洁，应用湿布擦灰，以防灰尘扬起。室内每日可用紫外线灯消毒 1 次，用消毒液拖地 1 次。室内严禁吸烟，尽量减少亲友探视，不要让宠物入内，以免患儿发生感染。此外，患儿的各类用品可用水煮、日晒、消毒液浸泡等方法消毒。

3. 患儿基础护理

(1) 脐部护理：观察脐部有无渗血渗液、红肿、脓性分泌物等现象，如感染可用络合碘不定时涂抹，并把尿裤敞开，避免摩擦。

(2) 眼睛护理：观察双眼是否有分泌物增多、发炎等现象，如有感染，可涂红霉素眼膏。

(3) 皮肤护理：做到四勤，勤翻身、勤换尿布、勤沐浴、勤换衣，保证患儿的皮肤清洁舒适。

还应密切观察是否有潜在的并发症，有无惊厥及抽搐，如双眼凝视、上翻、四肢抽动等现象。

(三) 症状护理

1. 监测体温和箱温变化

光疗时应每 2～4h 测体温 1 次或根据病情、体温情况随时测量，使体温保持在 36℃～37℃ 为宜，根据体温调节箱温。光疗最好在空调病室中进行。冬天要特别注意保暖，夏天则要防止过热，若光疗时体温上升超过 38.5℃ 时，要暂停光疗，经处理体温恢复正常后再继续治疗。

2. 保证水分及营养供给

光疗过程中，应按医嘱静脉输液，按需喂奶，因光疗时患儿不显性失水比正常小儿高 2～3 倍，故应在奶间喂水，观察出入量。

3. 严密观察病情

光疗前后及期间要监测血清胆红素变化，以判断疗效。光疗过程要观察患儿精神反应及生命体征；注意黄疸的部位、程度及其变化；大小便颜色与性状；皮肤有无发红、干燥、皮疹；有无呼吸暂停、烦躁、嗜睡、发热、腹胀、呕吐、惊厥等；注意吸吮能力、哭声变化。若有异常须及时与医生联系，以便检查原因，及时进行处理。

一般采用光照 12～24h 才能使血清胆红素下降，光疗总时间按医嘱执行，一般情况下，血清胆红素低于 171mmol/L 时可停止光疗。出箱时给患儿穿好衣服，除去眼罩，抱回病床，并做好各项记录。

(四) 并发症护理

1. 黄疸

做好病情观察、实施光照和换血疗法，并做好相应护理。

2. 胆红素脑病

做好病情观察及给药护理。

3. 溶血性贫血

做好病情观察及给药护理，加强营养。

（五）心理护理

患儿患溶血病时，父母常表现出忧虑和恐慌，这种情绪会感染患儿，不利于患儿的康复。父母应消除紧张、焦虑的心理，用笑脸来面对患儿，和患儿一起积极地战胜疾病。

第四节　新生儿肺出血与新生儿黄疸

一、新生儿肺出血

新生儿肺出血是指两叶以上融合出血，不包括散在、局灶性出血者。是新生儿死亡最重要原因之一，其发病机制尚未明了。

（一）护理关键

协助患儿侧卧位。

注意保暖；合理喂养；做好口腔、皮肤护理。

保持呼吸道通畅，间断或持续给氧，必要时使用呼吸机。

快速建立静脉通道，注意滴速及用药反应。

（二）一般护理

有条件的患儿应置于单人抢救室或心血管监护室，给予床边心电、呼吸、血压的监测，室内应配备必要的抢救设备和用物，如氧气装置、吸引装置、人工呼吸机、急救车、各种抢救机械包及药品等。

卧床休息。协助患儿侧卧位，有利于呼吸。

给予吸氧，根据血氧采取不同方式和流量。准确测量体温、呼吸。认真填写抢救过程中的治疗和用药及护理、交接班记录等。

建立好静脉通道，严格掌握好输液速度及输液量，了解药物药理作用及可能出现的不良反应。

急性期做好生活护理，保持皮肤和口腔的清洁。

（三）症状护理

加强心电监护，密切观察 24h 心电图、血压、呼吸，必要时进行血流动力学监测，注意尿量、意识等情况。

气体交换受损，使用呼吸机的护理要点如下。

保持气管的通畅，要及时吸痰，注意无菌操作，床头铺一无菌治疗盘（内放已消毒的弯盘、钳子 2 把，治疗碗 1 个内装呋喃西林溶液、无菌手套 1 盒）待吸痰时使用，每次吸完痰后用呋喃西林溶液冲洗吸痰管，关闭吸痰装置后把吸痰管接头端放到无菌盘内的治疗碗中，从而减少感染的发生。

注意气道的湿化，一般 24h 内气管滴入 50ml 左右生理盐水，痰液黏稠时用糜蛋白酶稀释，为预防和治疗呼吸道炎症，可在雾化液内加入抗生素，如庆大霉素等。

注意呼吸频率、节律及血氧饱和度的观察，发现问题通知医生处理；并做好各项抢救措施。

患者出现高热,体温为 38℃～39℃,考虑为肺部感染,应给予物理降温、头部冰敷及药物降温,并每日 4 次测体温,按医嘱应用抗生素;密切注意体温的变化,注意保暖。

合并心力衰竭的护理,按心力衰竭护理常规执行。

密切观察生命体征变化,预防并发症。

（四）并发症护理

1. 感染

遵医嘱给予抗感染治疗,严格执行无菌操作及保护性措施。

2. 酸碱平衡失调

做好病情观察及给药护理。

（五）心理护理

由让家属了解治疗过程,取得最佳配合,排除思想顾虑,安慰患儿家长,使其配合治疗,增强治疗信心,保持乐观的情绪。

二、新生儿黄疸

新生儿黄疸是由于新生儿时期体内胆红素（大多为未结合胆红素）的累积而引起皮肤巩膜等黄染的现象。病因复杂,可分为生理性黄疸及病理性黄疸两大类。病理性黄疸可导致胆红素脑病（核黄疸）而引起死亡或严重后遗症。

（一）密切观察病情,预防胆红素脑病

密切观察病情,注意皮肤、巩膜、大小便的色泽变化和神经系统的表现,根据患儿皮肤黄染的部位和范围,估计血清胆红素的近似值,判断进展情况。如患儿出现拒食、嗜睡、肌张力减退等胆红素脑病的早期表现,立即通知医生,做好抢救准备。

实施光照疗法和换血疗法。

遵医嘱给予清蛋白和肝酶诱导剂;纠正酸中毒,以利于胆红素与清蛋白结合,减少胆红素脑病的发生。

（二）减轻心脑负担,防止心力衰竭

保持室内安静,耐心喂养,减少不必要刺激,缺氧时给予吸氧;控制输液量及速度,切忌快速输入高渗性药物,以免血-脑脊液屏障暂时开放,使已与清蛋白联结的胆红素也可进入脑组织引起胆红素脑病。

如有心力衰竭表现,遵医嘱给予利尿剂和洋地黄类药物,并密切监测用药的反应,随时调整剂量,以防中毒。

密切观察小儿面色及精神状态,监测体温、脉搏、呼吸、心率、尿量的变化,及肝脾大等情况。注意保暖。

第五节　小儿肺炎与小儿惊厥

一、小儿肺炎

肺炎系指不同病原体或其他因素所致的肺部炎症。以发热、咳嗽、气促、呼吸困难和肺部固定湿啰音为临床表现。该病是儿科常见疾病中能威胁生命的疾病之一。据联合国儿童基金会统计,全世界每年约有 350 万<5 岁儿童死于肺炎,占<5 岁儿童总死亡率的 28%;我国每年<5 岁儿童因肺炎死亡者约 35 万,占全世界儿童肺炎死亡数的 10%。因此,积极采取措施,降低小儿肺炎的死亡率,是 21 世纪世界儿童生存、保护和发展纲要规定的重要任务。

(一)病因与发病机制

引起肺炎的主要病原体为病毒和细菌。病毒中最常见的为呼吸道合胞病毒,其次为腺病毒、流感病毒等;细菌中以肺炎链球菌多见,其他有葡萄球菌、革兰氏阴性杆菌等。低出生体重、营养不良、维生素 D 缺乏性佝偻病、先天性心脏病等患儿易患本病,且病情严重,容易迁延不愈,病死率也较高。

病原体多由呼吸道入侵,也可经血行入肺,引起支气管、肺泡、肺间质炎症,支气管因黏膜水肿而管腔变窄,肺泡壁因充血水肿而增厚,肺泡腔内充满炎症渗出物,影响了通气和气体交换;同时,由于小儿呼吸系统的特点,当炎症进一步加重时,可使支气管管腔更加狭窄,甚至阻塞,造成通气和换气功能障碍,导致低氧血症及高碳酸血症。为代偿缺氧,患儿呼吸与心率加快,出现鼻翼翕动和三凹征,严重时可产生呼吸衰竭。由于病原体作用,重症常伴有毒血症,引起不同程度的感染中毒症状。缺氧、二氧化碳潴留及毒血症可导致循环系统、消化系统、神经系统的一系列症状,以及水、电解质和酸碱平衡紊乱。

1. 循环系统

缺氧使肺小动脉反射性收缩,肺循环压力增高,形成肺动脉高压;同时,病原体和毒素侵袭心肌,引起中毒性心肌炎。肺动脉高压和中毒性心肌炎均可诱发心力衰竭。重症患儿常出现微循环障碍、休克,甚至弥散性血管内凝血。

2. 中枢神经系统

缺氧和高碳酸血症使脑血管扩张、血流减慢、血管通透性增加,致使颅内压增高。严重缺氧和脑供氧不足使脑细胞无氧代谢增加,造成乳酸堆积、ATP 生成减少和 Na-K 离子泵转运功能障碍,引起脑细胞内水、钠潴留,形成脑水肿。病原体毒素作用亦可引起脑水肿。

3. 消化系统

低氧血症和毒血症可引起胃黏膜糜烂、出血、上皮细胞坏死脱落等应激性反应,导致黏膜屏障功能破坏,使胃肠功能紊乱,严重者可引起中毒性肠麻痹和消化道出血。

4. 水、电解质和酸碱平衡紊乱

重症肺炎可出现混合性酸中毒,因为严重缺氧时体内需氧代谢障碍、酸性代谢产物增加,常可引起代谢性酸中毒;而 CO_2 潴留又可导致呼吸性酸中毒。缺氧和 CO_2 潴留还可导致肾小动脉痉挛而引起水钠潴留,重症者可造成稀释性低钠血症。

(二)护理措施

1. 改善呼吸功能

保持病室环境舒适,空气流通,温湿度适宜,尽量使患儿安静,以减少氧的消耗。不同病原体肺炎患儿应分室居住,以防交叉感染。

置患儿于有利于肺扩张的体位并经常更换,或抱起患儿,以减少肺部淤血和防止肺不张。

给氧。凡有低氧血症,有呼吸困难、喘憋、口唇发绀、面色灰白等情况立即给氧。婴幼儿可用面罩法给氧,年长儿可用鼻导管法。若出现呼吸衰竭,则使用人工呼吸器。

正确留取标本,以指导临床用药;遵医嘱使用抗生素治疗,以消除肺部炎症,促进气体交换;注意观察治疗效果。

2. 保持呼吸道通畅

及时清除患儿口鼻分泌物,经常协助患儿转换体位,同时轻拍背部,边拍边鼓励患儿咳嗽,以促使肺泡及呼吸道的分泌物借助重力和震动易于排出;病情许可的情况下可进行体位引流。

给予超声雾化吸入,以稀释痰液,利于咳出;必要时予以吸痰。

遵医嘱给予祛痰剂如复方甘草合剂等;对严重喘憋者遵医嘱给予支气管解痉剂。

给予易消化、营养丰富的流质、半流质饮食,少食多餐,避免过饱影响呼吸;哺喂时应耐心,防止呛咳引起窒息;重症不能进食者,给予静脉营养。保证液体的摄入量,以湿润呼吸道黏膜,防止分泌物干结,利于痰液排出;同时可以防止发热导致的脱水。

3. 加强体温监测

观察体温变化并警惕高热惊厥的发生。对高热者给予降温措施。保持口腔及皮肤清洁。

4. 密切观察病情

如患儿出现烦躁不安、面色苍白、气喘加剧、心率加速(>160～180 次/分)、肝脏在短时间内急剧增大等心力衰竭的表现,及时报告医生,给予氧气吸入并减慢输液速度,遵医嘱给予强心、利尿药物,以增强心肌收缩力,减慢心率,增加心搏出量,减轻体内水钠潴留,从而减轻心脏负荷。

若患儿出现烦躁或嗜睡、惊厥、昏迷、呼吸不规则等,提示颅内压增高,立即报告医生并共同抢救。

患儿腹胀明显伴低钾血症时,及时补钾;若有中毒性肠麻痹,应禁食,予以胃肠减压,遵医嘱皮下注射新斯的明,以促进肠蠕动,消除腹胀,缓解呼吸困难。

如患儿病情突然加重,出现剧烈咳嗽、烦躁不安、呼吸困难、胸痛、面色发绀、患侧呼吸运动受限等,提示并发了脓胸或脓气胸,应及时配合进行胸穿或胸腔闭式引流。

二、小儿惊厥

惊厥的病理生理基础是脑神经元的异常放电和过度兴奋,是由多种原因所致的大脑神经元暂时性功能紊乱的一种表现。发作时全身或局部肌群突然发生阵挛或强直性收缩,多伴有不同程度的意识障碍。

惊厥是小儿最常见的急症,有 5%～6% 的小儿曾发生过高热惊厥。

(一)病因

小儿惊厥(convulsions in children)可由众多因素引起,凡能造成脑神经元兴奋性功能紊乱的因素,如脑缺氧、缺血、低血糖、脑炎症、水肿、中毒变性、坏死等,均可导致惊厥的发生。将其病因归纳为以下几类。

1. 感染性疾病

(1)颅内感染性疾病:细菌性脑膜炎、脑血管炎、颅内静脉窦炎;病毒性脑炎、脑膜脑炎;脑寄生虫病,如脑型肺吸虫病、脑型血吸虫病、脑囊虫病、脑包虫病、脑型疟疾等;各种真菌性脑膜炎。

(2)颅外感染性疾病:呼吸系统感染性疾病;消化系统感染性疾病;泌尿系统感染性疾病;全身性感染性疾病及某些传染病;感染性病毒性脑病,脑病合并内脏脂肪变性综合征。

2. 非感染性疾病

(1)颅内非感染性疾病:癫痫;颅内创伤,出血;颅内占位性病变;中枢神经系统畸形;脑血管病;神经皮肤综合征;中枢神经系统脱髓鞘病和变性疾病。

(2)颅外非感染性疾病

1)中毒:如有毒动植物,氰化钠、铅、汞中毒,急性酒精中毒及各种药物中毒等。

2)缺氧:如新生儿窒息,溺水,麻醉意外,一氧化碳中毒,心源性脑缺血综合征等。

3)先天性代谢异常疾病:如苯酮尿症、黏多糖病、半乳糖血症、肝豆状核变性、尼曼-匹克病等。

4)水电解质紊乱及酸碱失衡:如低血钙、低血钠、高血钠及严重代谢性酸中毒等。

5)全身及其他系统疾病并发症:如系统性红斑狼疮、风湿病、肾性高血压脑病、尿毒症、肝性脑病、糖尿病、低血糖、胆红素脑病等。

6)维生素缺乏症:如维生素 B_6 缺乏症、维生素 B_6 依赖症、维生素缺乏性脑型脚气病等。

(二)护理

1. 护理诊断

有窒息的危险;有受伤的危险;潜在并发症:脑水肿,呼吸、循环衰竭;知识缺乏。

2. 护理目标

不发生误吸或窒息,适当加以保护防止受伤。

保护呼吸功能,预防并发症。

患儿家长情绪稳定,能掌握止痉、降温等应急措施。

3. 护理措施

(1)一般护理:将患儿平放于床上,取头侧位。保持安静,治疗操作应尽量集中进行,动作轻柔敏捷,禁止一切不必要的刺激。

1)保持呼吸道通畅:头侧向一边,及时清除呼吸道分泌物。有发绀者供给氧气,窒息时施行人工呼吸。

2)控制高热:物理降温可用温水或冷水毛巾湿敷额头部,每 5~10 分钟更换 1 次,必要时用冰袋放在额部或枕部。

注意安全,预防损伤,清理好周围物品,防止坠床和碰伤。

协助做好各项检查,及时明确病因。根据病情需要,于惊厥停止后,配合医生做血糖、血钙或腰椎穿刺、血气分析及血电解质等针对性检查。

3)加强皮肤护理:保持皮肤清洁干燥,衣、被、床单清洁、干燥、平整,以防皮肤感染及压疮的发生。

4)心理护理:关心体贴患儿,处置操作熟练、准确,以取得患儿信任,消除其恐惧心理。说服患儿及家长主动配合各项检查及治疗,使诊疗工作顺利进行。

(2)临床观察内容:惊厥发作时,观察惊厥患儿抽搐的时间和部位,有无其他伴随症状。

观察病情变化,尤其随时观察呼吸、面色、脉搏、血压、心音、心率、瞳孔大小、对光反射等重要的生命体征,发现异常及时通报医生,以便采取紧急抢救措施。

观察体温变化,如有高热,及时做好物理降温及药物降温,如体温正常,应注意保暖。

(3)药物观察内容:观察止惊药物的疗效。

使用地西泮、苯巴比妥钠等止惊药物时,注意观察患儿呼吸及血压的变化。

(4)预见性观察:若惊厥持续时间长、频繁发作,应警惕有无脑水肿、颅内压增高的表现,如收缩压升高、脉率减慢、呼吸节律慢而不规则,则提示颅内压增高。如未及时处理,可进一步发生脑疝,表现为瞳孔不等大、对光反射消失、昏迷加重、呼吸节律不整甚至骤停。

第六节 小儿心律失常与病毒性心肌炎

一、小儿心律失常

正常心律起源于窦房结,心激动按一定的频率、速度及顺序传导到结间传导束、房室束、左右束支及普肯耶纤维网而达心室肌。如心激动的频率、起搏点或传导不正常都可造成心律失常(cardiac arrhythmia)。

(一)期前收缩

期前收缩是由心脏异位兴奋灶发放的冲动所引起,为小儿时期最常见的心律失常。异位起搏点可位于心房、房室交界或心室组织,分别引起房性、交界性及室性期前收缩,其中室性期前收缩为多见。

常见于无器质性心脏病的小儿。可由疲劳、精神紧张、自主神经功能不稳定引起,但也可发生于病毒性心肌炎、先天性心脏病或风湿性心脏病。另外,拟交感胺类洋地黄、奎尼丁、锑剂中毒及缺氧、酸碱平衡失调、电解质紊乱(低血钾等)、心导管检查、心脏手术等均可引起期前收缩。健康学龄儿童1%～2%有期前收缩。

(二)阵发性心动过速

阵发性心动过速是异位心动过速的一种,按其发源部位分室上性(房性或房室结性)和室性两种,绝大多数病例属于室上性心动过速。

1. 室上性阵发性心动过速

室上性阵发性心动过速是由心房或房室交界处异位兴奋灶快速释放冲动所产生的一种心律失常。本病虽非常见,但属对药物反应良好、可以完全治愈的儿科急症之一,若不及时治疗易致心力衰竭。本病可发生于任何年龄,容易反复发作,但初次发病以婴儿时期为多见,个别可发生于胎儿末期。

2. 室性心动过速

凡有连续3次或3次以上的室性期前收缩发生时,临床上称为室性心动过速,小儿时期较少见。

(三)房室传导阻滞

心脏的传导系统包括窦房结、结间束(前、中、后束)、房室结、房室束、左右束支以及普肯耶纤维。心脏的传导阻滞可发生在传导系统的任何部位,当阻滞发生于窦房结与房室结之间,便称为房室传导阻滞。阻滞可以是部分性的(第一度或第二度),也可能为完全性的(第三度）。

1. 第一度房室传导阻滞

在小儿中比较常见。大都由急性风湿性心肌炎引起，但也可发生于发热、心肌炎、肾炎、先天性心脏病及个别正常小儿。在应用洋地黄时也能延长 P-R 间期。由希氏束心电图证实阻滞可发生于心房、房室交界或希氏束，其中以房室交界阻滞者最常见。第一度房室传导阻滞本身对血液动力学并无不良影响，临床听诊除第一心音较低钝外，无其他特殊体征，诊断主要通过心电图检查，心电图表现为 P-R 间期延长，但小儿 P-R 间期正常值随年龄、心率不同而不同，必须加以注意。部分正常小儿在静卧后 P-R 间期延长，直立或运动后可使 P-R 间期缩短至正常，此种情况说明 P-R 间期延长与迷走神经的张力过高有关。第一度房室传导阻滞应着重病因治疗，其本身无须治疗，预后较好，部分可发展为更严重的房室传导阻滞。

2. 第二度房室传导阻滞

第二度房室传导阻滞时窦房结的冲动不能全部传到心室，因而造成不同程度的漏搏。

3. 第三度房室传导阻滞

第三度房室传导阻滞又称完全性房室传导阻滞，小儿较少见。完全性房室传导阻滞时心房与心室各自独立活动，彼此无关，此时心室率比心房率慢。

（四）护理相关知识

1. 护理评估

（1）健康史：评估有无心悸、胸闷不适等。

（2）身体状况：评估有无精神紧张疲劳、心律过快或过慢等。了解心电图等检查结果。

（3）心理-社会状况：评估患儿是否因疾病影响正常活动、游戏、学习而出现抑郁、焦虑、自卑等心理。

2. 护理诊断与合作性问题

（1）活动无耐力：与心律失常导致心排血量减少有关。

（2）潜在并发症：晕厥，与心排血量减少、脑和心肌供血不足有关。

3. 护理目标

（1）患儿能掌握限制活动量的方法，满足基本生活所需，保护心功能。

（2）住院期间不发生并发症，或发生并发症能及时处理。

4. 护理措施

（1）常规护理

①休息：给予适当体位，保证充足睡眠。

②饮食：患儿饮食上要遵循少食多餐的原则，避免诱发或加重心律失常，多吃优质蛋白、纤维、低盐、低脂的食物，饮食清淡，忌辛辣刺激饮食。

③进行适当的体育锻炼，增强患儿的免疫功能，防止病情复发。

④避免患儿因便秘、用力排便造成腹内压力增加，增加心脏负担，家属可以进行腹部按摩，加强肠蠕动，促进排便。

⑤保持良好的生活习惯，早睡早起，注意休息，给患儿洗澡时保持水温适当，时间也不宜过长。

（2）病情观察

密切观察病情变化,发现问题及时通知医生。

小儿心律失常病情轻者,家属应定期观察患儿情况,严重者术后可用动态心电图进行监测,以观察患儿的身体状态。

(3)用药护理

准确、按时执行医嘱给予药物治疗,观察用药后的反应。心律失常患儿服用抗心律失常药物时,要注意基础心脏病的治疗以及病因和诱因的纠正;要掌握抗心律失常药物的适应证,并非所有的心律失常均需应用抗心律失常药物,只有直接导致明显的症状或血流动力学障碍,或具有引起致命危险的恶性心律失常才需要治疗。

(4)心理护理

针对患儿及其家长对疾病的担心和顾虑,帮助他们树立战胜疾病的信心,减轻其精神压力,消除患儿的紧张、不安情绪。

(5)预后护理

嘱患儿养成规律的生活习惯,按时作息;洗澡时保持水温适宜和时间长短适宜,水温不可过热,时间不可太长;饮食习惯定时定量,适量运动。小儿症状较成人为轻,常缺乏主诉,个别年长儿可叙述心悸、胸闷、不适。期前收缩次数因人而异,同一患儿在不同时间亦可有较大差异。小儿心律失常常见于无器质性心脏病的小儿,可因疲劳、紧张、自主神经功能不稳定等所引起,但也可发生于心肌炎、先天性心脏病或风湿性心脏病。另外,药物如拟交感胺类、洋地黄、奎尼丁中毒及缺氧、酸碱平衡失常、电解质紊乱(低血钾)、心导管检查、心脏手术等均可引起期前收缩。健康学龄儿童 $1\%\sim 2\%$ 有期前收缩。小儿心律失常种类有窦性心律不齐、窦性心动过速、病窦综合征、阵发性室上性心动过速、期前收缩。国内的相关研究显示,小儿心律失常发病病因及临床表现复杂多样,治疗时针对不同病因采取不同的治疗方法,进行对症处理至关重要。小儿心律失常类型较多,病因以感染性疾病为主,积极对因和对症治疗,患儿大多预后良好。在针对患儿的基本病因治疗原发病的同时做好患儿的对症治疗和护理可以取得较好的治疗效果。总之,小儿心律失常的治疗首先要做好原发疾病的治疗,同时要做好心律失常的对症治疗,并且要加强护理。

5.健康指导

(1)指导患儿选择清淡、低脂、富含维生素的饮食,少食多餐,忌油炸及辛辣食物。合并心力衰竭及利尿时应限制钠盐的摄入,多进含钾丰富的食物,以减轻心脏负荷,防止因低钾血症而诱发心律失常。

(2)快速性心律失常患儿应避免刺激性饮料,如咖啡、浓茶、可乐等,心动过缓者应避免屏气、用力排便等兴奋迷走神经的动作。

(3)心律失常者不需卧床,但应适当休息,劳逸结合,生活有规律,保持情绪稳定。

(4)帮助患儿及家长调整情绪,避免各种诱因如发热、疼痛、寒冷、饮食不当、睡眠不好。

二、病毒性心肌炎

(一)概述

病毒性心肌炎(viral myocarditis)是由多种病毒侵犯心脏,引起局灶性或弥漫性心肌间质炎性渗出和心肌纤维变性、坏死或溶解的疾病,有的可伴有心包或心内膜炎症改变。可导心肌损伤、心功能障碍、心律失常和周身症状。可发生于任何年龄,近年来发生率有增多的趋势,是儿科常见的心脏疾病之一。据全国九省市"病毒性心肌炎协作组"调查,其发病率占住院病儿总数的 5.97%,占门诊患者总数的 0.14%。

(二)护理

1. 护理诊断

(1)活动无耐力:与心肌功能受损,组织器官供血不足有关。

(2)舒适的改变——胸闷:与心肌炎症有关。

(3)潜在并发症:心力衰竭、心律失常、心源性休克。

2. 护理目标

患儿活动量得到适当控制,休息得到保证。

患儿胸闷缓解或消失。

患儿无并发症发生或有并发症时能被及时发现和适当处理。

3. 护理措施

(1)休息

急性期卧床休息至热退后 3~4 周,以后根据心功能恢复情况逐渐增加活动量。

有心功能不全者或心脏扩大者应绝对卧床休息。

总的休息时间不少于 3~6 个月。

创造良好的休息环境,合理安排患儿的休息时间。保证患儿的睡眠时间。

主动提供服务,满足患儿的生活需要。

(2)胸闷的观察与护理

观察患儿的胸闷情况,注意诱发和缓解因素,必要时给予吸氧。

遵医嘱给予心肌营养药,促进心肌恢复正常。

保证休息,减少活动。

控制输液速度和输液总量,减轻心肌负担。

(3)并发症的观察与护理

密切注意心率、心律、呼吸、血压和面色改变,有心力衰竭时给予吸氧、镇静、强心等处理,应用洋地黄制剂时要密切观察患儿有无洋地黄中毒表现,如出现新的心律失常、心动过缓等。

注意有无心律失常的发生,警惕危险性心律失常的发生,如频发室早、多源室早、第二度以上房室传导阻滞、房颤、室颤等:一旦发生,需及时通知医生并给予相应处理。如高度房室传导阻滞者给异丙肾上腺素和阿托品提升心率。

警惕心源性休克,注意血压、脉搏、尿量、面色等变化,一旦出现心源性休克,立即取平卧位,配合医生给予大剂量维生素 C 或肾上腺皮质激素治疗。

4. 康复与健康指导

讲解病毒性心肌炎的病因、病理、发病机制、临床特点及诊断、治疗措施。

强调休息的重要性,指导患儿控制活动量,建立合理的休息制度。

讲解本病的预防知识,如预防上呼吸道感染和肠道感染等。

有高度房室传导阻滞者讲解安装心脏起搏器的必要性。

第八章　急危重症护理

第一节　常用重症监护技术

临床上常用的监测项目有多种,利用先进的医疗设备和监测技术对危重患者进行持续多方面的监测,既可指导治疗、治愈疾病,又可有效地防止意外事件发生,同时能减轻患者经济负担,因而是护士一定要掌握的一项基本技能。

一、血流动力学监测

血流动力学系指研究血液变形和流动的科学,血流动力学监测可分为无创伤和有创伤两大类。无创的血流动力学监测如无创动脉压监测(NIBP)、心电图等,已成为常用的监测手段。有创的血流动力学如中心静脉压、漂浮导管等。危重患者抢救和心跳呼吸骤停初级复苏成功后,维持循环功能的稳定,直接关系到患者的预后。因此,必须加强循环功能的监测,以便及时发现问题,并迅速和正确地治疗护理。对创伤、休克、呼吸衰竭和心血管疾病、较大而复杂的手术,以及心胸、脑外科和各科危重患者均可进行血流动力学监测。

(一)心率

1. 正常值

心率(HR)随着年龄的增长而变化。小儿心率较快,老年人心率较慢。现在的生命体征监测仪均有心率的视听装置,心率的来源可通过心电图和脉搏搏动而得到,可在监测仪屏幕上显示数字并有声响。心率报警上、下限可随意设置,当心率超过设置的上、下限数值或在心脏停搏 4s 之内,能够自动报警。

2. 心率监测的临床意义

(1)判断心排血量及心功能:心率对心排血量影响很大。在一定的范围内,随着心率的增加,心排血量会增加。心排血量(CO)等于每搏排血量(SV)与心率(HR)的乘积,但当心率太快(>160 次/分)时,由于心室舒张期缩短,心室充盈不足,每搏排血量减少,虽然心率增加了,但却由于每搏排血量减少而使心排血量减少。心率减慢时(<50 次/分)虽然充盈时间增加,每搏排血量增加,但由于心搏次数减少而使心排血量减少。临床上,进行性心率减慢是心脏停搏的前奏。

(2)求算休克指数:失血性休克发生时,心率的改变最为敏感,心率增快多在血压降低之前发生。故严密监测心率的动态改变,对早期发现失血极为重要。休克指数为心率与收缩压(SBP)的比,即休克指数=HR/SBP。血容量正常时,两者比例,即休克指数应等于 0.5。休克指数等于 1 时,提示失血量占血容量的 20%～30%。休克指数大于 1 时,提示失血量占血容量的 30%～50%。

(3)估计心肌耗氧:心肌耗氧(MVO$_2$)与心率的关系极为密切。心率的快慢与 MVO$_2$ 大小呈正相关。心率与收缩压的乘积(Rpp)反映了心肌耗氧情况。Rpp＝SBP×HR,正常值应小于 12000,若大于 12000 提示心肌负荷增加,心肌氧耗增加。

(二)动脉压

1. 动脉血压

动脉血压(BP),简称动脉压,是血流对大动脉的侧压力,它代表体循环内的压力,是推动血液在动脉血管内向前流动的动力。它能直接反映后负荷、心肌做功与耗氧及周围循环血流。

2. 影响血压的因素

影响动脉压的因素包括心排血量、循环血容量、周围血管阻力、血管壁的弹性和血液黏滞度等 5 方面。血压能够反映心室后负荷、心肌耗氧及周围血管阻力,是血流动力学的重要指标之一,但不是唯一指标。因为组织灌注取决于血压和周围血管阻力两个因素。若血管收缩,阻力增高,血压虽高,而组织血流却减少,因此判断循环功能不能单纯追求较高的血压,应结合多项指标,综合分析。

(1)收缩压:主要由心肌收缩和心排血量决定。

(2)舒张压:主要由心肌舒张和心灌注血量决定。

(3)脉压:与每搏排血量和血容量有关,血容量不足时,脉压缩小。

(4)平均动脉压:是心动周期的平均血压,与心排血量和体循环血管阻力有关。

3. 测量方法

(1)无创血压监测:无创伤性血流动力学监测是应用对机体组织没有机械损伤的方法,间接取得有关心血管功能的各项参数,并发症少。目前临床上应用最广泛的 NIBP 是采用振荡技术,即上臂缚上普通橡胶袖套,测压仪内装有压力换能器、充气泵,设置时间后可定时自动使袖套充气或放气。当袖套充气压迫肱动脉时,动脉搏动消失,接着渐渐放气。由于动脉搏动的大小,就形成了袖套内压力的变化,通过换能器又形成了振荡电信号,经放大器将信号放大,振荡最大时为平均动脉压,而收缩压和舒张压的数值是通过监测压力振荡变化率各方程式而得。测压仪能够自动显示收缩压、舒张压、平均动脉压和脉率。该仪器的特点是误差小,可根据不同年龄,选择不同型号的袖套。

1)无创血压监测的优点

①无创伤性,重复性好。

②操作简便容易掌握,适应证广,包括不同年龄、各种大小手术、高血压患者及估计血压波动较大者。

③自动化血压监测,按需定时测压,省时省力。

④袖套测压法与直接穿刺插管测压法有良好的相关性,测平均动脉压尤为准确。

2)无创血压监测缺点:不能够连续监测,不能够反映每一心动周期的血压,不能够显示动脉波形。低温时,外周血管收缩,血容量不足及低血压时,均影响测量的结果。测压间隔时间太短,测压时间过长,有报道发生上肢神经缺血、麻木等并发症者。

(2)动脉穿刺插管直接测压法:动脉穿刺插管直接测压法是经体表插入各种导管或监测探头到心脏和(或)血管腔内,利用各种监测仪直接测出血压的方法。它可以反映每一心动周期内的收缩压、舒张压和平均压。通过动脉压的波形能初步判断心脏功能。经动脉穿刺导管取动脉血标本可定时多次测定血气分析、电解质变化。手术时应用的高频电刀,对心电图可形成交流电干扰,此时可通过动脉波形的描记了解心脏情况,判断是否有心律失常。体外循环转流时,由于动脉搏动消失,用无创方法不能测到血压,通过动脉穿刺直接测压方法仍能连续监测动脉压。由于直接测压方法具有上述诸多优点,可以弥补无创血压监测中的不足,因此,是 ICU 中最常用的监测血压的方法之一。但该法具有创伤性,有动脉穿刺插管的并发症如局部血肿、血栓形成等,故应从严掌握指征。术前做 Allen 试验;术中注意无菌操作;导管针不宜太粗,减少动脉损伤;术后用肝素盐水定时冲管,以保持测压系统畅通;末梢循环欠佳时,拔除动脉导管。

Allen 试验的具体方法是:同时压住桡动脉和尺动脉,手指做握拳运动后展开手指,放开尺动脉观察手部血供恢复情况,正常的血供恢复时间在 10 秒之内。通常 Allen 试验以 6 秒为标准来判断尺动脉的侧支循环情况。如果 Allen 试验在 6 秒之内,就可以安全地取桡动脉,而不会造成手指和前臂缺血。

4. 血压监测的临床意义

(1)收缩压(SBP):其重要性在于克服各脏器的临界关闭压,保证脏器的供血。如肾脏的临界关闭压为 70mmHg(9.33kPa),当 SBP 低于此值时,肾小球滤过率减少,发生少尿。

(2)舒张压(DBP):其重要性在于维持冠状动脉灌注压(CPP)。

(3)平均动脉压(MAP)是心动周期的平均血压。

MAP=DBP+1/3 脉压=DBP+1/3(SBP-DBP)=(2DBP+SBP)×1/3。MAP 与心排血量和体循环血管阻力(SVR)有关。MAP=CO×SVR,是反映脏器组织灌注良好的指标之一。MAP 正常值为 60~100mmHg(8~13.3kPa)。受 SBP 和 DBP 双重影响。

(三)中心静脉压监测

1. 概念

中心静脉压(CVP)是指胸腔内上、下腔静脉的压力。经皮穿刺监测中心静脉压,主要经颈内静脉或锁骨下静脉,将导管插至上腔静脉,也可经股静脉用较长导管插至下腔静脉。CVP 高低,主要反映右心室前负荷和血容量,不能反映左心功能,这是因为三尖瓣和肺动脉瓣对中心静脉血流有阻碍作用,以及肺循环阻力的改变,使来自左心压力衰减。

2. 正常值及临床意义

CVP 正常值:5~12cmH$_2$O(0.49~1.0kPa)。

当患者出现左心功能不全时,单纯监测 CVP 失去意义。CVP 结合血压参数综合分析有利于判断右心室前负荷、血容量及右心功能,在危重患者和复苏抢救治疗中具有重要的参考价值(见表 8-1),特别是持续监测其动态变化,比单次监测更具有指导意义。

表 8-1 输液与 CVP 和 BP 的关系

CVP	BP	原因	处理原则
低	低	血容量不足	加快输液
低	正常	血容量相对不足	适当输液
高	低	心功能不全	减缓输液,用强心药
高	正常	容量血管过度收缩	用扩血管药
正常	低	心功能不全或容量血管过度收缩	补液试验后用药

3. 适应证

(1)各类大中手术,尤其是心血管、颅脑和胸部大而复杂的手术。

(2)各种类型的休克。

(3)脱水、失血和血容量不足、心肺复苏(CPR)后。

(4)心力衰竭。

(5)大量静脉输血、输液或需要静脉高能量营养治疗者。

4. 注意事项

(1)判断导管插入上、下腔静脉或右房无误,置管后可经 X 线片证实。

(2)将零点置于第 4 肋间右心房水平,体位变动时,随时调整零点,否则会影响结果。

(3)确保静脉内导管和测压管道系统内无凝血、空气,管道无扭曲等。

(4)测压时确保静脉内导管通畅无阻,每天可用输液瓶中的液体冲洗导管或定时用每毫升含 25 个单位的肝素盐水冲洗;阻塞时忌强行冲洗导管,以免发生血栓栓塞。

(5)加强管理,严格遵守无菌操作。

(6)病理因素如心力衰竭、气胸、脱水、休克和神经因素、药物因素及麻醉插管和机械通气等可引起 CVP 的改变,导致 CVP 升高或降低,临床上应予以考虑。

5. 并发症及防治

(1)感染:中心静脉置管感染率为 2%～10%,革兰阳性菌是最主要的致病菌,因此在操作过程中应严格遵守无菌技术,加强对穿刺点周围皮肤的观察及护理,每天要更换敷料。

(2)出血和血肿:颈内静脉穿刺时,穿刺点或进针方向偏向内侧时,易穿破颈动脉,进针太深可能穿破椎动脉和锁骨下动脉,在颈部可形成血肿,肝素化后或凝血机制不好的患者更易发生。因此,穿刺前应熟悉局部解剖,掌握穿刺要点,一旦误穿入动脉,应做局部压迫,对肝素化患者,更应延长局部压迫时间。

(3)其他:包括气胸、血胸、气栓、血栓、神经和淋巴管损伤等。虽然发病率很低,但后果严重。因此,必须加强预防措施,熟悉解剖,认真操作,一旦出现并发症,应立即采取积极治疗措施。

(四)漂浮导管应用

自 19 世纪 70 年代 Swan 与 Ganz 发明肺动脉漂浮导管(PAC)以来,肺动脉漂浮导管监测血流动力学一直是临床血流动力学监测的金标准。

1. 基本原理

在心室舒张终末,主动脉瓣和肺动脉瓣均关闭,二尖瓣开放。这样就在肺动脉瓣到主动脉瓣之间形成了一个密闭的液流内腔,如无二尖瓣疾病、肺血管阻力正常,则 LVEDP(左心室舒张终末压)＝PCWP(肺毛细血管楔压)＝PAWP(肺小动脉楔嵌压)＝PADP(肺动脉舒张压)。若我们采用床旁漂浮导管插入法,使导管尖端至肺小动脉,并将气囊充气,使这一支肺小动脉暂时"嵌闭",那么导管顶端所接受的压力称之为肺小动脉楔嵌压(PAWP),也即肺动脉舒张压(PADP)、肺毛细血管楔压(PCWP)或左心室舒张终末压(LVEDP),因此,左心室舒张终末压(LVEDP)可代表左心室前负荷,并且受其他因素影响较小。当然,对于左侧心功能不全的判断,最理想的是直接测定左心室功能,但由于需要左心导管检查,临床普遍应用有困难,故目前多用气囊漂浮导管通过测定来间接了解,而肺动脉舒张压(PADP)和肺小动脉楔压(PAWP)在一定的条件下近似于 LVEDP,故监测 PAWP 可间接用于监测左心功能。

2. 适应证

急性心肌梗死、充血性心力衰竭及各类休克或其他疾病导致的血流动力学不稳定者。

急性呼吸衰竭,尤其是急性呼吸窘迫综合征,最佳的诊断方法是测定 PAWP。

重症患者和心脏疾病在术中及术后的监测,可预防和减少循环衰竭的发病率和病死率。

需借助漂浮导管技术进行临时性心脏起搏、超速抑制者。

3. 禁忌证

出血性疾病、凝血机制障碍及近期内有体循环或肺循环栓塞。

白细胞减少和免疫功能低下。

穿刺或切开部位有化脓性感染。

心膜炎、心肌炎、风湿病活动和严重心律失常。

4. 监测方法

(1)器材和监护仪:根据临床需要可选用不同规格的 Swan-Ganz 漂浮导管,常用的是四腔管,成人用 F7,小儿用 F5,不透 X 线。导管长 100cm,从顶端开始每隔 10cm 有一黑色环形标记,作为插管深度的指示。每根导管有 3 个空腔和一根金属导线。导管顶端开口供测量肺动脉压(PAP)和采取血标本。导管近端的开口(距顶端 30cm),用于测量右房压(RAP)或 CVP,以及供测量心排血量时,注射生理盐水;第 3 个腔开口于靠近导管顶端的气囊内,气囊的充气量为 1.25～1.5ml,充气后便于导管随血流向前推进,金属导线终止于导管顶端近侧 3.5～4.0cm 处,与热敏电阻相连,另一端接上心排血量计算机。不同厂商生产的 Swan-Ganz 漂浮导管,插头可相互通用。施行漂浮导管测压时尚需配套的中心静脉穿刺套管针及导引钢丝、静脉扩张器、导管鞘、三通开关、旁路输液管、充气用注射器、压力换能器、心电图机和压力监护仪等。

(2)插管的方法:通常选择右侧颈内静脉,从皮肤到右心房的距离最短,导管可直达右心房。操作方法与经颈内静脉穿刺插管行 CVP 测量方法极相似,易掌握,并发症少。当静脉穿刺成功后,将特制的导引钢丝,沿钢丝导管鞘送入静脉内,然后经导引钢丝送入扩张管及外鞘管,拔除导引钢丝及扩张管,留置外鞘管在血管内。然后经外鞘管将漂浮导管插入到静脉内。漂浮导管插入 15～20cm,即可进入到右心房,示波器上显示 RAP 波形,此时将气囊部分充气有利于导管向前推进。导管通过三尖瓣口进入到右心室后,压力突然升高,出现典型的平方根形 RVP 波形,此时气囊完全充气(F7 充气 1.2～1.5ml),充气后既可减少导管尖端对心室壁的刺激,减少心律失常的发生,又使导管容易向肺动脉推进,当导管插入到肺动脉时,舒张压较前显著升高,有重搏切迹,再继续向前插管,导管即可嵌入肺动脉分支,并出现 PCWP 波形。

(3)注意事项

1)导管顶端应位于左心房同一水平的肺动脉第一节分支,此时 PAWP 才能准确反映左房压(LAP)。

2)漂浮导管前端最佳嵌入部位,应在肺动脉较大分支,当气囊充气后生理监测仪上即显示 PAWP 的波形和压力值,而放气后屏幕上又显示肺动脉压力(PA)波形和肺动脉收缩压(PASP)、肺动脉舒张压(PADP)、肺动脉平均压(PAP)值。若位于较小的动脉内及血管分叉处,球囊可发生偏心充气或部分充气后导管顶端提前固定。当导管顶端碰到肺动脉壁时,肺动脉压波形呈平线或较高而逐渐上升的压力波形,此为假楔嵌压。加压和偏心充气易造成处于收缩的肺血管破裂,此时应在球囊放气后,将导管退回 1~2cm。

3)肺小动脉楔嵌压测量记录后,应立即放去球囊气体,一般持续充气时间不宜超过 2~3min,最长不应超过 5min。

4)呼吸对 PAWP 有影响,无论患者是自发呼吸还是用机械通气,均应在呼气末测 PAWP,以消除吸气时胸腔内负压的影响。

5)做温度稀释法测 CO 时,注射液的温度与受试者体温的差别应 >10℃,通常采用 0~4℃冰盐水,注射速度一般为每秒 2ml,连续 3 次,取平均值。

(4)并发症的防治

1)心律失常:当漂浮导管进入到右心时,由于导管顶端裸露部分触及心内膜,可以引起室性心律失常,发生率为 72%。为防止或减少心律失常的发生,当导管进入到右心房时,宜将气囊充气,覆盖导管尖端,插入中遇到阻力时,不可用力插入。同时术前可预防性地应用利多卡因,术中出现心律失常时,应改变导管位置,同时给予抗心律失常药物(利多卡因)或立即拔管。

2)气胸:多因锁骨下静脉穿刺时误伤胸膜所致,应注意进针部位、方向和深度。

3)血栓形成和栓塞:由于导管在肺动脉中多次移动或球囊过度扩张等促使血栓形成并引起栓塞。导管周围的血栓形成可堵塞插入导管的静脉,出现上肢水肿、颈部疼痛和静脉扩张,提示有深静脉血栓形成和栓塞,导管尖端血栓形成,栓子进入肺循环可引起肺栓塞。休克和低血压患者处于高凝状态,或抽取血标本后没有冲洗干净,容易发生血栓形成。应注意定期用肝素盐水冲洗,有栓塞史和高凝状态患者需用抗凝治疗。注意球囊应间断缓慢充气,充气量不要太大,球囊充气的持续时间一般不应超过 3min,应尽量缩短放管时间。

4)肺栓塞:多见于导管插入过深,位于肺小动脉分支内。气囊过度膨胀和长期嵌顿,血管收缩时气囊受压及导管周围血栓形成。为减少此并发症发生,充气量不可 >1.5ml,间断缓慢充气,必要时摄胸片,检查导管尖端位置及气囊充气的情况。

5)导管扭曲、打结:由于导管质量软,或操作过猛,插入过长、过快引起。术前应注意选择好导管,避免插入过长。遇到有扭曲时应退出和调换导管。退出有困难时,可注入冷生理盐水 10ml。打结的处理可在 X 线透视下,放松气囊后退出。

6)气囊破裂:多见于肺动脉高压患者或导管重复多次使用及球囊过度扩张的情况。平时应注意保护气囊,导管储藏在室温 <20℃ 的地方,温度过高会引起乳胶气囊破裂。术前仔细检查导管的完整性,术中注意充气适度,充气量应 <1.5ml,速度不宜过快,宜小心缓慢充气。如怀疑气囊破裂,应将注入的气体抽出,同时拔除导管,因为气囊乳胶碎片可形成栓子。

7)肺出血和肺动脉破裂:由于肺动脉高压患者的肺动脉壁脆而薄,如球囊过度充气,可导致出血或破裂而引起大出血与休克。预防的措施是不要过度充气,测量 PAWP 的时间尽量缩短。

8)感染:可发生局部感染或静脉炎,也可引起细菌性心内膜炎。所以,操作过程中必须严格遵守无菌原则,并加强导管护理,定期更换敷料,若放置管时间已超过 48h,为了预防感染可酌情使用抗生素。

5. 临床意义

(1)早期发现患者的血流动力学改变:患者心功能状态发生改变时,在症状、体征、X线等一系列检查手段中,血流动力学是出现最早的,也是恢复最早的。经常有些亚临床的心力衰竭未被医生发现而被漂浮导管证实,若能及时处理可避免出现严重的问题。

(2)评估左右心室功能:PAWP 较 LAP 高 $1\sim2$ mmHg($0.13\sim0.27$ kPa),而 LAP 较 LVEDP 高 $2\sim6$ mmHg($0.27\sim0.8$ kPa),在无肺与二尖瓣病变时 PAWP>LAP>LVEDP,所以可反映左心室前负荷和右心室后负荷。

(3)区别心源性和非心源性肺水肿:PAWP 和肺毛细血管静水压基本一致,后者升高的常见原因为左心力衰竭或输液过量。平卧时,正常血浆胶体渗透压(COP)与 PAWP 之差为 $10\sim18$ mmHg($1.3\sim2.4$ kPa),若>8 mmHg(1.1 kPa),发生心源性肺水肿的可能性较小,若为 $4\sim8$ mmHg($0.53\sim1.1$ kPa),则发生心源性肺水肿可能性可明显增加;若<3 mmHg(0.4 kPa),则不可避免发生心源性肺水肿。左心衰竭时,COP 与 PAWP 的差可呈负值。

(4)指导治疗:为扩容补液,以及应用强心药物、利尿药、血管收缩药、血管扩张药和血液透析及辅助循环治疗提供依据,同时还可判断治疗效果和预后。

应用呼吸机治疗时,选择最佳的 PEEP。

(五)心排血量测定

1. 临床意义

心排血量(CO),是反映心泵功能的重要指标,通过 CO 测定,可判断心脏功能,诊断心力衰竭和低排综合征,估计预后,指导治疗。

2. 测定方法

临床上有无创和有创方法两种。现介绍有创的温度稀释法测定。将 Swan-Ganz 漂浮导管尾端热敏电阻所引出的插头电极插入热敏心排血量测定仪,测定仪的电脑装置即能连续显示注射液温度和患者的血温。启动测定仪,将 $2℃\sim10℃$ 的冷生理盐水 $5\sim10$ ml 于 $4\sim13$ s 内注入右心房,与血液充分混合后,随血流进入到肺动脉。由温度探头和导管端部热敏电阻分别测出指示剂在右心房和肺动脉的温差及传导时间,经心排血量计算机描记出时间、温度曲线面积,按公式自动计算出心排血量,并显示记录的数字及波形。同时,可从 CO、平均动脉压(MAP)、肺动脉平均压(PAP)等计算出体循环血管阻力(SVR)和肺循环血管阻力(PVR)。

二、心电图监测

心电图(ECG)是一种连续、无创监测心电活动的有效手段,对各种类型的心律失常和传导障碍,具有独特的诊断价值。到目前为止,还没有其他方法能够替代心电图在这方面的作用。因此,心电图监测一直被列为常规的监测手段,适用于各类心脏病、心律失常、各类休克、严重电解质紊乱、各类大手术等危重患者和术前常规 ECG 检查。

(一)临床意义

1. 及时发现和识别心律失常

危重患者的各种有创的监测和治疗、手术操作、酸碱失衡和电解质紊乱等均可引起心律失常,严重时可引起血液动力学改变,心电图监测对发现心律失常,识别心律失常性质,判断药物治疗的效果,均十分重要。

2. 心肌缺血或心肌梗死

严重的缺氧、高 CO_2 血症、酸碱失衡等诸多因素,均可导致心肌缺血、心律失常发生。心率增快和血压升高,均可使心肌耗氧量增加,引起或加重心肌缺血的发生。因此,持续的心电监测可及时发现心肌缺血。

3. 监测电解质改变

危重患者在治疗过程中,很容易发生电解质紊乱,最常见的是低钾和低钙,持续心电监测对早期发现电解质变化有重要意义。

4. 观察起搏器的功能

安装临时及永久起搏器患者,监测心电图对观察心脏起搏器的起搏与感知功能均非常重要。在做与起搏器无关手术,特别是手术中应用高频电刀时,也应做心电图监测,以免发生意外。

(二)心电图监测的方法

1. 心电图监测仪的种类

(1)动态心电图监测仪(Hoher 心电图监测仪):可分为分析仪和记录仪两部分。第 1 部分是随身携带的小型的心电图磁带记录仪,通过胸部皮肤电极可 24h 记录心电图波形,可记录心脏不同负荷状态下的心电图变化,便于动态观察。第 2 部分为分析仪,可应用计算机进行识别。Hoher 监测主要用于冠心病和心律失常诊断,也可用于监测起搏器的功能,寻找晕厥原因及观察应用抗心律失常药效果。

(2)遥控心电图监测仪:该监测仪不需用导线与心电图监测仪相连,遥控半径一般为 30m,中心台可同时监测 4 个患者,患者身旁可携带一个发射仪器。

(3)床边心电监护仪:床边心电图监测具有以下功能。

1)一台心电监护仪配置了多种探头,可以同时监护心电图(ECG)、无创(NIBP)或有创血压(ABP)、血氧饱和度(SpO_2)、呼吸(RESP)和体温(TEMP),实时显示患者数据与波形,并具有记忆和报警功能。

2)设有各监护项目参数的上下限报警的视听装置,报警时可同时记录和打印。

3)图像冻结功能,可使心电图波形显示停下来,以供仔细观察和分析。双线 ECG 显示,连接下来的第 2 行 ECG 波形,可以冻结,并能及时记录。

4)数小时至 24h 各参数的趋向显示和记录。

2. 心电导联连接及其选择

监护使用的心电图连接方式有 3 只电极、4 只电极及 5 只电极不等。

(1)综合 Ⅰ 导联:正极放在左锁骨中点下缘,负极放在右锁骨中点下缘,无关电极置于剑突右侧,其心电图波形类似 Ⅰ 导联。

(2)综合 Ⅱ 导联:正极置于左腋前线第 4 肋间。负极置于右锁骨中点下缘;无关电极置于剑突下偏右,其优点是心电图振幅较大,心电图波形近似 V5 导联。

(3)CM 导联是临床监护中常选用的连接方法。临床应用时,常选择显示 p 波高的导联进行监测,常规用模拟 Ⅱ 导联。Ⅱ 导联的 p 波清晰,主要用于监测心律失常,必要时可加用V5 导联监测。Ⅱ、V5 导联是临床上监测心肌缺血的最常用导联。

（三）临床应用床边心电监护仪应注意的问题

随着心电监护仪在 ICU 中的普遍应用,监护技术也日益提高,大多数医护人员会按照厂家提供的程序使用而忽视了一些细节,为了减少工作中不必要的麻烦,使用中务必注意以下问题。

1. 血压监测

袖带数量充足,型号齐全且处于消毒备用状态。做到专人专用。即使仪器不足,相邻床位之间共用一台监护仪,袖带也需固定应用,测量时更换袖带接头部分,这样既可避免交叉感染,又可防止由此给患者及其亲属造成的心理上的不适。

连续监测的患者,必须做到每班放松 1～2 次,防止连续监测同一部位,给患者造成不必要的皮肤损伤。

连续使用 3d 以上的患者,注意袖带的更换、清洁、消毒,既可防止异味又可增加舒适度。

成人、儿童测量时,注意袖带、压力值的选择调节,避免混淆。患者在躁动、肢体痉挛时所测值有很大误差,切勿过频测量。

严重休克、心率<40 次/分或>200 次/分时,所测结果需与人工测量结果相比较,结合临床观察。

2. 血氧饱和度监测

尽可能专人专用,每班用 75%酒精棉球消毒一次;每 1～2h 更换一次部位;防止指（趾）端血循环障碍引起的青紫、红肿现象发生。尽量测量指端,病情不允许时测趾端。血压监测与血氧饱和度监测不可在同一肢体测量,否则互有影响。血氧饱和度探头为易损品,应注意爱护探头,避免碰撞、脱落、损坏。

3. 心电导联

电极片长期应用易脱落,影响准确性及监测质量。3～4d 应更换一次,需注意皮肤的清洁、消毒。监护中发现严重异常时,最好请专业心电图室人员复查、诊断,提高诊断准确率。

4. 体温监测

体温探头不用时,及时与监护仪分离。严格清洁消毒备用。

第二节　危重患者的基础护理

一、危重患者基础护理要求

凡入 ICU 病室的患者至少为一级护理。为危重患者做好基础护理是防止各种并发症,决定总体治疗成功与否的基本条件。ICU 护士一律在患者床头交接班,因仪器使用条件及治疗用药繁杂多变,交班必须详细、完整。

二、各种危重症监护患者的基础护理技术

（一）重症卧床患者床单位的清洁整理

1. 目的

使病床平整无皱褶,患者睡卧舒适,保持病室整齐划一。

2. 操作准备

(1)患者准备:病情稳定,允许整理或更换床单且能主动配合。

(2)用物准备:

卧床患者床整理用物:床刷、扫床巾,必要时备便器。

卧床患者床更换床单用物:清洁的大单、中单、被套、枕套、床刷、扫床巾、污物袋,需要时备衣裤。

3. 操作要点

(1)卧床患者床整理法

1)核对解释:携用物至床旁,向患者解释,以取得合作。

2)移开桌椅:病情许可,放平床头及床尾支架,移开床旁桌椅。

3)清扫床单

①松开床尾盖被,协助患者翻身背向护士,松开近侧各单,用床刷套上湿的扫床巾分别扫净中单、橡胶单,依次搭在患者身上,再自床头至床尾扫净大单,注意枕下及患者身下部分彻底扫净,将各单逐层拉平铺好。

②协助患者翻身至近侧并躺稳,护士转至对侧,同法逐层扫净并拉平铺好。

4)整理盖被:患者仰卧,将被套与棉胎同时拉平,叠成被筒,为患者盖好。取出枕头,揉松后放回患者头下。

5)整理用物:还原床旁桌、椅。扫床巾集中消毒清洗。

(2)卧床患者床更换床单法

1)核对解释:携用物至床旁,向患者解释,以取得合作。

2)移开桌椅:病情许可,放平床头及床尾支架,移开床旁桌椅。

3)安置用物:将清洁被服按更换顺序放于床尾椅上。

4)更换床单

①铺床单:松开床尾盖被,协助患者侧卧背向护士,枕头随患者翻身移向对侧;松开近侧各层床单,将中单卷入患者身下,扫净橡胶中单,搭于患者身上,再将污大单卷入身下,扫净褥垫上的渣屑;将清洁大单的中线与床的中线对齐,一半塞于患者身下,靠近侧的半幅大单自床头、床尾、中间按序铺好;放平橡胶中单,铺上清洁中单,一半塞于患者身下,近侧中单连同橡胶中单一起塞于床垫下。

②铺对侧:协助患者侧卧于铺好的清洁大单上,面向护士;护士转至对侧,将污中单卷起撤出,扫净橡胶中单,搭于患者身上,将污大单卷起,连污中单一同放于污物袋中;扫净褥垫上的渣屑,依次将清洁大单、橡胶中单、中单逐层拉平,一起塞于床垫下,协助患者取仰卧位。

5)更换被套

①取出棉胎:解开盖被尾端带子,被套的尾端打开约 1/3,将棉胎在污被套内竖叠 3 折后按"S"形折叠拉出放在床尾的椅子上。

②套被套:以清洁被套正面向外铺于患者身上;将棉胎套入清洁被套内,拉平已套的棉胎与被套,并系上被套尾端带子,卷出污被套放入污物袋内。将盖被叠成被筒,尾端向内折叠与床尾齐,并塞于床尾的床垫下。

6)更换枕套:一手托起患者头部,另一手迅速取出枕头,更换枕套后,再放回患者头下。

7)整理用物:协助患者取舒适卧位,必要时拉起床栏,还原床旁桌椅,清理用物,整理床单位。

4. 注意事项

若监护室中有治疗操作,或有患者进餐,不宜整理床铺。

操作时,动作应轻稳、节力,不宜过多翻动和暴露患者,避免受凉,防止患者翻身时坠床。

病床应用湿式清扫,一床一巾用后均需消毒。

(二)口腔护理技术

1. 目的

保持口腔清洁、湿润,预防口腔感染及其他并发症,使患者感到舒适。

防止口臭、牙垢,促进食欲。

观察口腔黏膜和舌苔的变化、口腔气味,提供病情变化的动态信息。

2. 操作准备

(1)患者准备:了解口腔护理的目的,愿意合作,有安全感。

(2)用物准备

1)治疗盘:内置治疗碗(内盛含有漱口溶液的棉球约16个),弯血管钳、镊子、治疗巾、弯盘、压舌板、纱布、棉签、吸水管、漱口杯、手电筒,需要时可备张口器。

2)外用药:如液状石蜡、冰硼散、锡类散、西瓜霜、金霉素甘油、制霉菌素甘油等。

3)常用漱口溶液及作用:见表8-2。

表 8-2 常用漱口溶液及作用

名称	作用
生理盐水	清洁口腔,预防感染
多贝尔溶液(复方硼酸溶液)	轻微抑菌,除臭
1%～3%过氧化氢溶液	遇到有机物时,放出新生氧,抗菌除臭
2%～3%硼酸溶液	为酸性防腐剂,抑菌
1%～4%碳酸氢钠溶液	为碱性防腐剂,抑菌
0.02%呋喃西林溶液	清洁口腔,广谱抗菌
0.1%醋酸溶液	用于铜绿假单胞菌感染
0.08甲硝唑溶液	适用于厌氧菌感染

3. 操作要点

(1)核对解释:携用物至床旁,核对并向患者及家属解释。

(2)安置体位:协助患者侧卧或头偏向护士,铺治疗巾于患者颌下及胸前,置弯盘于口角旁。

(3)观察口腔:湿润口唇、口角,观察口腔黏膜有无出血、溃疡等,对长期使用激素、抗生素的患者,应观察有无真菌感染。昏迷、牙关紧闭及无法自行开口的患者,可用张口器。若光线不足,可使用手电筒辅助,再以压舌板由患者口腔侧面轻轻置入。

(4)取下义齿:取下活动义齿,先取上面义齿,后取下面义齿,并放置容器内用冷水冲洗刷净,待口腔护理后戴上或浸入冷水中保存。

(5)擦洗口腔:协助患者用温水漱口(昏迷患者除外)。嘱患者咬合上下齿,用压舌板轻轻撑开一侧颊部,用弯血管钳夹含有漱口液的棉球由内向外(磨牙至切牙)纵向擦洗;同法擦洗对侧。每擦一个部位,更换一个棉球。嘱患者张口,依次擦洗一侧牙齿的上内侧面、上咬合面、下内侧面、下咬合面,再弧形擦洗颊部。同法擦洗另一侧。再依次擦洗舌面及硬腭部。勿触及咽部,以免引起患者恶心。

(6)漱口涂药:意识清醒者用吸水管吸漱口水漱口,用治疗巾拭去患者口角处水渍。口腔黏膜如有溃疡、真菌感染,酌情涂药于患处,口唇干裂者可涂液状石蜡。

(7)整理用物:协助患者取舒适卧位,清理用物,整理床单。

4.注意事项

操作时动作要轻,以免损伤口腔黏膜及牙龈。

需用张口器时,应从臼齿处放入,不可用暴力助其张口。

为昏迷患者清洁口腔时,棉球需每次一个夹紧,棉球不可过湿,防止将漱口液吸入呼吸道,并不予漱口。

每天进行口腔护理2~3次。

患者若有活动义齿要取下,浸于冷水中,并于每晨更换清水1次。

操作完毕记录口腔护理日期、时间、口腔局部用药的名称,护士签名。

第三节　危重患者的心理护理

心理护理是指护理人员运用心理知识,以科学的态度、恰当的方法、美好的语言对患者的精神痛苦、心理顾虑、思想负担、疑难问题等进行疏导,帮其解决心身症结、克服心理障碍、提高战胜疾病的信心和勇气,促进康复。

一、环境对 ICU 患者心理的影响

(一)工作人员的影响

个别医护人员对各种监护抢救仪器的使用和调整不熟练,对监护仪器显示的数据不能够正确分析,在抢救危重患者时表情紧张,回答不确定,惊呼随口而出,或者进行护理操作时工作程序不流畅,"三查七对"不严格,无菌操作观念不强等,都会给患者心理上造成不信任感、紧张感。医护人员的注意力往往被监护仪所引导,关注的常常是患者的疾病和损伤,较少同患者沟通交流,会使患者感到医护人员更关心的是他们身旁的仪器而不是患者本身。

(二)特殊环境的影响

患者对各种监护仪器、抢救仪器和环境的陌生,对各种侵入性操作的不理解,以及限制探视无陪护、限制活动或进行强制约束等易使患者感到不安和恐惧。尤其是夜幕降临,ICU 内仍然警报声、呻吟声不断,此时患者恐惧感骤然上升。

(三)同病室患者的影响

当患者看到同病室的其他患者病情变化或死亡,看到医护人员紧张而严肃的表情时,不

禁会为自己的疾病担忧而造成负性心理影响。同病室患者存在性别差异,在接受某些治疗或检查时,如果医护人员不能充分重视对患者个人隐私的保护,未能满足患者的需求,会引起患者的尴尬、窘迫和心理紧张。

二、ICU 患者心理护理原则

(一)尊重和爱护

入住 ICU 的患者,活动受限,自我感受性增强,易敏感、恐惧和情绪不稳定等,使他们更易把注意力集中在自身与疾病。关心、体谅、爱护、尊重患者,建立良好的护患关系,使其增强战胜疾病的信心,是做好心理护理的前提。

(二)理解与沟通

护士通过语言交流(如谈心、说话等)和非语言交流(如观察患者的面部表情、眼神、肢体动作等方法)来了解 ICU 患者的感受和需求,从而采取相应措施开导患者和帮助其解决问题。护士应理解和同情患者的烦恼、顾虑与痛苦,尽力帮助和支持患者,改善其心境,提高其信心,促进其心身健康。

(三)满足需要

ICU 患者对尽早诊断、准确治疗的心理需要大多比较直接、迫切;对疼痛的耐受性降低,希望得到及时的止痛处理;他们的需要在得不到满足时容易产生抑郁、愤怒等消极情绪,加重病情,从而产生恶性循环。故心理需要满足与否是做好心理护理的关键。

(四)个体化

ICU 患者的心理护理不能千篇一律,患者的文化层次、心理特征、生理及年龄状况等不同,以及疾病种类、病史长短、病程进展、疗效状况不同,其心理需求不同,心理护理的重点也不同。因此要强调心理护理的个体化,即不同的患者采取不同的护理方法。

(五)共同参与

ICU 患者是社会的一员,因此心理护理不仅是医护人员的专职,家庭所有成员,包括邻居、同事和朋友,都要积极参与和配合,才能收到更好的效果。

参考文献

［1］ 甄品.临床护理学基础与实践[M].北京:科学技术文献出版社.2018.

［2］ 张海娇.新编护理学基础与实践 上[M].长春:吉林科学技术出版社.2017.

［3］ 张海娇.新编护理学基础与实践 下[M].长春:吉林科学技术出版社.2017.

［4］ 申雪花.护理学基础与各科护理实践[M].北京:科学技术文献出版社.2018.

［5］ 蔡淑兰,韩秀红,于作芳.现代护理学基础与临床实践[M].武汉:湖北科学技术出版社.2018.

［6］ 朱彬.护理学基础与实践[M].北京:科学技术文献出版社.2019.

［7］ 金荣.护理学基础与实践[M].西安:西安交通大学出版社.2017.

［8］ 贾冬静,许俊艳.护理学基础实践任务指导[M].北京:人民卫生出版社.2015.

［9］ 刘丽红.护理学基础与实践指导[M].北京:科学技术文献出版社.2015.

［10］ 张建玲.护理学基础与临床实践[M].北京:科学技术文献出版社.2020.

［11］ 张阿丽.护理学基础与临床实践[M].北京:中国纺织出版社.2018.

［12］ 邓天芝.当代护理学基础与操作实践[M].重庆:重庆大学出版社.2020.

［13］ 金树梅.临床护理学基础与各科护理实践[M].北京:科学技术文献出版社.2019.

［14］ 孔祥亮.临床护理学基础与护理实践[M].北京:科学技术文献出版社.2019.

［15］ 乔树新,刘伟,李敏.护理学基础与临床实践[M].长春:吉林科学技术出版社.2017.

［16］ 汪艳萍.护理学基础与操作实践[M].长春:吉林科学技术出版社.2017.

［17］ 徐秀华.中医护理学基础与临床实践[M].天津:天津科学技术出版社.2018.

［18］ 徐海莉.基础护理学综合实践能力训练教程[M].郑州:郑州大学出版社.2020.

［19］ 李玉春.临床护理学基础理论与实践[M].北京:科学技术文献出版社.2017.

［20］ 尚少梅,李小寒.基础护理学实践与学习指导 本科护理配教 配增值[M].北京:人民卫生出版社.2018.